思想觀念的帶動者

文化現象的觀察者

本土經驗的整理者

生命故事的關懷者

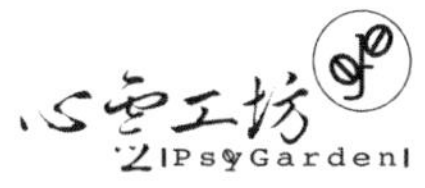

STORY

在奔馳的想像中尋找情感的歸屬
在迷離的經驗中仰望生命的出口
在波動的人性中釐定掙扎的路徑
在卑微的靈魂中趨近深處的起落

解離女孩

思雅和、她的密友們

吳立健 著

【推薦序二】

去了解她整個人

鐘穎（《故事裡的心理學》作者、
愛智者書窩主持人、諮商心理師）

解離性身分障礙症（DID）是小說、動漫、與電影題材中最令人好奇、也最吸睛的心理學議題。因此我們迫切需要一篇本土的作品，一篇可以用來描述解離的起因、症狀、表現、以及治療的故事。

吳立健心理師用這本《解離女孩：思雅和她的密友們》做到了，而且他做到的不僅如此，還包括心理師接案時所發生的內在歷程，心理諮商的本質，以及治療的目的等等。

心理學界所開發出來的EMDR（眼動減敏與歷程更新治療）技術已經成為了治療創傷最聲譽卓著的療法之一，國內的EMDR學會也在一群心理師的熱烈投入之下建立，並持續嘉惠為創傷症狀所苦的人們。

但是，作者卻在故事裡提醒我們，清除痛苦記憶、做好問題解決就夠了嗎？這當然很重要，但心理諮商的目的僅僅包含處理症狀嗎？顯然不是的。

從書中主角諮商師艾迪持續反思的過程中，讀者將會看見，心理諮商所考量的絕對不會只有當事人明顯可見的「問題」，更包含了他整個人，他過去如何與這些症狀相處，他又如何從這些症狀中成為今日的模樣，乃至得到了什麼利益。一旦症狀消失，他又要如何重新界定自己？

上述那些可以被正面表列的一切問題，乃至還有太多我們沒辦法完全說清的其他部分，共同成為了每個心理師在提問與介入前的內心小劇場，是這樣還是那樣？書裡因而多次提及了每位心理師內在的猶豫。

「只有當時最好的解決，沒有完美的解決。有時我們都太貪心了，什麼都要……」是的，人生不能既要也要還要更要。甘蔗沒有兩頭甜，佔了一端，就會失去另一端。因此每次諮商的過程，都是身為人類的我們，得去放大體驗選擇焦慮的過程。

讀者或許會很狐疑，放大焦慮竟然是諮商的體驗之一嗎？很遺憾，是的。但你知道嗎？很多時候我們之所以會有這樣、那樣的症狀，正是因為這些焦慮沒有被好好體驗的緣故。我們沒有真的聽它說話，只會不自覺地用各種令人分心的方式來迴避它。

心理師的陪伴因此讓我們有機會放慢腳步，他的猶豫因此讓我們有機會照遍彼此的猶豫，個案會放心地經驗到：「啊！原來每個選擇都伴隨著成本，我的焦慮是普遍的，是我活著的證明。」

正如書中所言：「我們都活在現在，卻試圖用未來來解救過去的自己。」換言之，我們的每個行為，無論是to do，或者not to do，都是試圖在證明什麼。

你知道嗎？證明什麼都可以，只要我們知道自己在證明什麼，我們才能放下什麼。只有當這個慾望處於潛意識的時候，我們才得強迫性地去證明那我們永遠不能滿足的東西。

很多時候，生命中的苦，就從這裡來。

那這本書呢？它證明了什麼？它證明了我們有能力寫出自己的心理諮商故事，證明了還有太多人陷於解離或創傷導致的各種痛苦，證明了心理師跟你我一樣都是凡人，證明了EMDR是足堪信任的療法，也證明了關係與人重於技術。

而打開本書的你，則證明了心理學界的努力引起了你對上述議題的興趣，謝謝你！現在請繼續翻開下一頁，一起來看看這位解離女孩的故事。

【推薦序二】

福爾摩斯與華生的心理辦案

李政洋（李政洋身心診所所長）

十多年前，臺灣師範大學教育心理與輔導學系鄔佩麗教授的辦公室，每個月都會舉辦EMDR療法的個案討論會。常常在討論會開始前，老師辦公室裡的白色Ikea的單椅上，總是坐著一位比我早到的心理師，那時我還不太認識他。研討會一開始，我沙發都還沒有坐熱，這位心理師就已經開始和老師討論治療的各種觀點和可行性。在每次的個案討論中，幾乎十次有八、九次，他都會準備詳細的逐字稿，提出自己的個案來做討論。

這位心理師就是《解離女孩：思雅和她的密友們》的作者，吳立健。

我觀察到，立健鑽研EMDR的熱情不止於此。在某次EMDR訓練後，澳洲的Sigmund Burzynski（Siggy）老師邀請大家加入EMDR治療的Mail list（有點像是PTT

論壇，但是以email的形式進行，由成員各自發表主題信件）。從各式各樣的主題中，立健注意到一位荷蘭心理師提出了EMDR療法2.0，引起其他許多治療師熱烈的正反討論。

就如同《解離女孩：思雅和她的密友們》故事情節所描述的，來談者在接受創傷治療時，因為必須重新回想創傷回憶，重回那痛苦的情境，往往得忍受高強度的情緒喚起，因而心生恐懼，甚至有人無法承受，就打退堂鼓，不願再接受治療了。

EMDR 2.0的做法，可以針對此點有些改善。即使不是所有的來談者都適合，可能也不是所有治療師都願意採用，但對接觸創傷記憶時有太強烈情緒反應的人而言，確實能讓他們有機會在適度的情緒釋放中更新記憶。

（用二〇二三年問世的遊戲軟體「暗黑破壞神IV」來解釋EMDR 2.0，讀者比較容易理解。這是一款會大量占用記憶體的遊戲。電腦在開啟軟體時，要從硬碟裡調用資料到記憶體中，若把記憶體塞滿，就無法開啟其他軟體。我們可以想像EMDR處理創傷時是將儲存在硬碟的長期記憶調用到工作記憶的記憶體中，如果我先用其他資料佔掉大部分工作記憶體，便只剩一點點記憶體來承載創傷記憶。就彷彿開啟「暗黑IV」之後，玩家只能再開一個360P低畫質的影片那樣，此時創傷記憶會變得模糊，感官感受的刺激就會少些，比較不會衝擊來談者。）

我很佩服立健能夠從這麼多的訊息中，抽絲剝繭，找出含金量很高的資訊。他總是不斷找尋各種方法，希望能幫助更多來談者。

《解離女孩：思雅和她的密友們》裡面提到的創傷，不是大家直覺想到的車禍、天災等巨大災難，而是發生在兒童、青少年成長過程中，在身體、情緒、教育上所受到的忽視和不當對待。《心靈的傷，身體會記住》的作者貝塞爾．范德寇醫師在介紹他所提出的發展性創傷障礙（Developmental trauma disorder）時提到：

早期的依附模式影響了整個生命中的資訊處理品質。安全的嬰兒學會信任他們所感受到的和他們對世界的理解。這使他們能夠依賴自己的情感和思想來應對任何情況。他們感到被（照顧者）理解的經驗爲他們提供了信心，認爲他們有能力創造美好的事物發生，如果他們不知道如何處理困難的情況，他們可以找到人（照顧者）來幫助他們找到解決方案。孩子可以恢復安全、掌控感。透過安全依附可以減輕遇到困難時身心反應。

但是，照顧者也可能是痛苦的來源之一。孩子若無法從照顧者身上獲得足夠身心反應的調節，將導致孩子處理事情、調節情緒、整合經驗的能力崩潰。我們尋求幫忙的對象，也可能會傷害你。遇到這種情況，孩子通常會變得很難信任他人，更遑論要依賴他人尋求協助。在無法向外求援的情況下，只好切斷自己的感受、認知、行為，以扭曲的方式適應當下的環境，才有辦法活下去。當感受、認知、行為被迫切斷得太多太徹底，會讓這些經驗變成「不是我的經驗」、這些感受「不是我的感受」、這些想法「不是我的想法」、這些事「不是我做的」，也就是全都變成「Not Me」，多重人格就產生了。這樣的創傷不容易治療，需要諮商師體貼又有耐心的陪伴，還要具備偵探般的敏銳嗅覺、清晰的判斷力，以及對人心的深刻洞察。

不管是在立健身上，或是小說主角艾迪身上，我都看到華生和福爾摩斯的特質，願意在這條不容易的創傷療癒道路上，帶著智慧與勇氣，透過創傷碎面的蛛絲馬跡與來談者走過有毒的經驗，一起朝目標前進。立健的書，證明心靈的傷可以被療癒，身體記得的可以被更新。

【推薦序三】

內在parts的舞劇

陳慧敏（懷仁全人發展中心諮商心理師）

《解離女孩：思雅和她的密友們》是一部關於ＤＩＤ（解離性身分障礙症）的虛構小說。雖然情節是虛構的，作者卻很精細的表達了ＤＩＤ和一般解離個案們內在不同parts的掙扎，及個案自己主觀的困惑感覺和旁人看見的外顯行為有時產生的差異。同時藉着主角艾迪，真誠地呈現身為資深心理師在接案前、接案過程中、接案後，甚至在下班後內心不同parts在不同階段中的內在對話、拉扯；接案過程中如何在短短瞬間做臨床上的決定，甚至做完決定後的自我省察。本書還呈現了即使是資深心理師也會有自己主觀的困惑感覺及旁人（小琪、醫師等）客觀看見的外顯行為的差距；艾迪也需要自我照顧（酬賞自己平常捨不得吃的便當或是走一段路讓自己靜心）；太太的支持對他的重要性；作者藉著志雄和艾迪的討論，來探討心理師的甘苦和不為人知的痠痛，即使彼此來自不同學派或有不同的觀點亦可相互支持。

本書適合一般人、有解離情況的個案及個案的親友們閱讀，藉此小說，可以瞭解有解離情況的人們，每日如何辛苦、掙扎，撐著活每一天。對他們來說，每日都是不容易，每一步都需要很大的努力和勇氣。別人看似簡單的理所當然，但對創傷解離個案而言，每一分每一秒都可能被觸發，被內在其中一個或多個parts劫持，而影響了一般人認為的「簡單的理所當然」。作者透過思雅敘述自己解離的情景，協助我們了解解離的狀況，以及思雅在生活中的辛苦和掙扎的生存：為了不讓別人察覺到自己的異樣，融入所謂「一般人」的社會，不斷警覺地觀察周圍的環境，避免讓別人發現自己的「不同」。甚至即使在治療後生活比較有功能了，內在的parts仍然不放心的「在旁邊盯著」思雅。我衷心期待有解離情況的朋友們透過這本小說可以知道自己並不孤單。解離是一個光譜，有些人在光譜的前端，也就是解離的狀況比較少；有些人在光譜的後端，解離的狀況比較多。解離也是一個保護機制。我的老師曾說：「有創傷的人不一定會解離；但是有解離的人一定有創傷」。解離幫助了我們在創傷的過程中可以存活下來。謝謝作者藉著艾迪和思雅的對話，用淺顯易懂的文字來解釋解離及part，並且把part普通化、正常化，洗刷大家對解離的誤解。我衷心期望透過本小說能夠讓大家更了解周邊的朋友，或是自己的家人可能正在經歷解離狀況的辛苦。

本書也有助於新手心理師／專業助人工作者瞭解，就算是資深心理師，在面對自己不熟悉領域的個案時也需要找同儕、督導及不斷找資料研讀精進，更需要不斷覺察，真誠面對自己內在不同parts的聲音並尊重，聆聽及學習自我照顧。

本書也讓資深心理師／專業助人工作者再度回顧自己當初的「初心」，察覺不管多少年的資深臨床經驗，仍然有限制，也是人，也有脆弱、茫然的時刻。即使意識知道需要在情緒上分割，但是有時潛意識仍帶著壓力回家。透過志雄和艾迪的談話，更提醒讀者「愈資深」愈需要自我照顧，否則「做太久身體與心理都受不了」。

此外，作者加上ＥＭＤＲ及結構性解離的觀點來述說艾迪治療思雅的內在解離歷程。艾迪在第一次和思雅會談時就已經使用這些觀點和思雅諮商，並用簡而易懂的語言介紹ＥＭＤＲ及進行時可能會碰到的困難和危險：包括事先對解離、part、ＥＭＤＲ的心理衛生教育，尊重同理每個part可能有的擔心，認可每個part的保護功能，得到parts的允許，細心專注的觀察個案的口語、非口語、肢體……。但終究這是本虛構的小說，重點是透過思雅這位ＤＩＤ個案讓大眾對解離有多點理解。若是專業人士透過本書對ＥＭＤＲ產生興趣，請直接上台灣ＥＭＤＲ學會網站了解更多正規訓練課程。誠如作者在書中一再強調使用ＥＭＤＲ療法可能會觸及被封鎖或遺忘的創傷記憶，我誠摯呼籲請勿模仿書中任何艾迪所做的治療行為。

我更鼓勵想走心理輔導的朋友們透過本小說，重新思考什麼原因想投入專業助人工作行業？透過艾迪，志雄的對談，讀者可以了解到這不是一條容易的職涯，且還有看不見的職業傷害及替代性創傷；但卻也是值得的助人生涯。因為在我們協助個案的同時，每一位個案也是我們的老師；在陪伴他們的過程中，我們也相互激盪並在生命裡有身心靈的成長。

我在閱讀本小說時，我內在的parts，也在活躍著。所以我想提醒讀者，這是本非常好的小說，但在閱讀的時候，請自我照顧，因為這些故事也可能喚起內在的parts。若是您被喚起parts影響到生活，請尋求專業的諮商。

【自序】

為了那些和思雅一樣的人們

其實，我沒想到會有寫自序的一天——應該說，沒想到我會寫書。

記得最後一次寫長篇文章，是大學時投稿校刊的那一次，結果當然是什麼也沒發生。除了當初借我印表機列印的同學以外，這件事沒有任何人知道，連我自己都快要忘了曾經投稿過。這次寫《解離女孩》讓我回想起，原來將近二十年前自己也曾埋頭寫作過，不禁感嘆青春無限好，那時的自己充滿幹勁，想投稿就投稿，不求什麼，只為留下一個唸過大學的足跡。

過了二十年，我為什麼又想寫作了？好像也是想留下點什麼。雖然不確定這本書可以留下些什麼，但這次寫作我有明確的目的，那就是讓人們對EMDR與DID有更進一步的認識。

遇見EMDR

當心理師這十多年來，陸陸續續學了很多學派、治療法，但無疑是EMDR（眼動減敏與歷程更新治療）開啟了我對心理治療的新視野。

先前在國中、小學服務時，各校偶爾會發生自殺、自傷事件，為了平復這些學生與目擊學生的情緒，我開始尋找有效的創傷治療方法，EMDR就是其中之一。但以往教科書對其介紹有限，若從書上或網路上的資訊來認識EMDR，可能會認為它是個神奇到難以相信的治療方法。為什麼光用手在案主眼前動來動去，就可以有療效呢？為了更進一步了解，在二〇一三年參與相關進修，並於當下親身體驗並深刻感受到EMDR中雙側刺激對大腦的影響，當天就決定深入學習，並下定決心往後的十年、二十年都將持續鑽研這神奇的療法。

學EMDR的這十年來，我發現創傷不僅指車禍、地震這類天災人禍所造成的創傷，更常見的是我們從小到大所受到的父母親不當對待、在學校的適應問題等，這類個人生活中每天遭遇的種種傷害。沒錯，創傷隨處可見。學習EMDR的過程中，我除了理解到創傷隨處可見，也同時學會以「創傷」的視野來看待心理問題，重新理解焦慮、憂鬱、強迫行為等等心理困擾，或許都是來自創傷。

神奇與神祕相遇，這本書的誕生

深入學習ＥＭＤＲ後，我開始遇到解離性身分障礙症（Dissociative Identity Disorder，簡稱ＤＩＤ，也俗稱多重人格）這令外界感到神祕的心理疾病。當然，ＤＩＤ也是創傷造成的，在為ＤＩＤ案主治療創傷記憶時，ＥＭＤＲ是很有效的方法。

與ＤＩＤ的人接觸後，我對他們有了更深一層的理解，也明白他們的人生不一定像影視作品中所描繪的那麼戲劇化。為了讓大眾理解ＤＩＤ並不神祕、更不可怕，我有了想要寫書的念頭。

一開始構思本書時，我原本是想描寫一個年輕人懷著ＤＩＤ的困擾，如何在家庭、愛情、工作三種環境中努力生活，努力不讓外界知道自己的ＤＩＤ。但貪心的我也希望加入ＥＭＤＲ治療流程，以及心理師與案主怎麼看心理諮商。思考後，我決定透過主角艾迪與思雅的對話來呈現ＥＭＤＲ的工作樣貌；並從艾迪與志雄的互動中，表現出心理師對諮商本質的困惑：究竟諮商是單純把問題解決，還是去陪伴、看見一個人。

在設計對話的過程中，我努力構思各種不同型態的part，去想像如果自己是這些part，會怎麼說話。每次準備寫part橋段，我都準備了大量的甜食，來補充思考時所消耗的熱量。此外構思part時，我刻意遺漏攻擊型的part。所以讀者可能會覺得奇怪，怎麼都沒看到戲劇或小說中常見的，會出來攻擊別人的part。其實是我故意的，我想要減輕大眾對DID的無端畏懼。在我接觸到的DID案主中，確實很多人有攻擊型part，但他們絕大多數是透過語言自我批評、自我責備，而非對外攻擊。戲劇小說對於攻擊型part的著墨過於聳動，為了減輕這印象，我刻意不描寫攻擊型part。

思雅純粹是我虛構的人物，不是我真實的案主。但很多案主都和思雅一樣，在不斷解離的過程中還要強裝一般人生活，反而讓他們成為最容易被忽略的DID族群。

感謝

這本書得以完成，需要感謝很多人。除了感謝EMDR之外，我還要感謝帶我進入EMDR世界的台灣EMDR學會，學會的前輩們引進了EMDR，讓我得以學習到這神奇的治療方式。接著我要感謝這幾年來和我聊過天的同儕、朋友們，不論是對DID的好奇、對ＥＭＤＲ的疑惑，還是問我電視上演的對不對，在我思考答案的同時，也讓我累積書寫這本書的養分。最後，我要感謝我的太太，在寫這本書的過程中，我完全沒有降低工作量又要額外花時間寫書，能犧牲的就是和她的相處時間。感謝她這些日子的體貼，讓這本書可以順利完成。

最後還是要說一下，本書純屬虛構，如有雷同就是巧合。

目錄

免責聲明

本書的人物與情節純屬虛構。

小說中描述的治療場景亦非真正的治療實況，

請勿模仿故事內容自行操作。

如有相關困擾，請尋求專業協助。

第 1 章

我以為，那只是平凡的一天

「艾迪，我們諮商就到今天，我要提早回英國。我現在已經寫不出音樂了，都是你害的！」

「等一下！我不是說了嗎，你會比較穩定，但是……等等！！」

「Good~morning! Good~morning!」

惱人的鬧鐘，把我從夢境拉回現實。

這不知第幾次出現的夢讓我冒了一身汗，絲毫感受不到現在一月的氣溫。房中的空氣瀰漫著汗水濕氣的黏膩，彷彿在敦促我起床。轉過身子按掉鬧鐘後，才意識到刺眼的陽光隨著窗簾縫隙灑了進來。

搖搖頭，掙扎起身，刷了牙、擦乾臉，隨手拿起手機查一下今天新的案主資料。我已經有半年不接新案了，對外我宣稱前陣子案子比較多、有點累，想休息一下，其實內心還在思考「自己準備好再接新的案子了嗎？」上星期診所的行政小琪說有新的案主指定我時，不知道哪根筋不對勁，我竟然脫口答應了。但才答應小琪幾秒我就有點後悔，不過既然答應了也就沒有再反悔，或許潛意識在告訴我，應該要往前走了。

手機行事曆顯示的內容其實跟昨天離開診所時看到的一樣，我只是習慣重覆檢查行事曆，怕忘了什麼似的。「新的案主，只知道是張小姐……對方沒留其他資訊。」看著小琪的備註，心裡嘀咕著，「今天是第一次談話啊！星期五早上十點是個非常冷門的時段，一般上班族不會這時間出現。」嘀咕完才想起這句話昨晚似乎也在心裡說過，就這樣腦海中反覆碎唸著昨天對自己說過的其他話，一邊打開房門。

「你要喝膠囊還是手沖？」太太的聲音把我的思緒拉回當下。

「喔喔，膠囊好了，我今天沒時間煮。等一下？今天是星期五，快九點了妳怎麼還在家裡？」我突然意識到這時間她早該出門才對。

「我早上請假兩個小時。倒是你最近怎麼了，昨天晚上翻來覆去的，睡不好嗎？」細心的太太似乎發現我昨晚沒睡好。

「沒事，夢到些案子的事，應該算我這一行的職業傷害吧，我會自己調適，別擔心。」接過太太遞來的咖啡，喝了兩口，心想總不能告訴她又夢到那件事。再說，說出來也不會有任何改變，還是放在心裡吧。我現在需要的是打起精神回到新的案主身上，想太多也沒有用。

「今天怎麼會突然請假兩小時？」

「有點擔心你啊，擔心你最近精神況狀不好，想看你沒事再去上班。」太太笑容溫柔中帶點尷尬。

「不是只有這樣吧，還有呢？」直覺告訴我她有事瞞著我。

「我怕太早到公司，同事看到我，他們準備十點的會議會有壓力。乾脆十點直接去開會，不給同事壓力又可以看看老公，我很聰明吧。」

「不要又嚇壞新來的同事，對他們溫柔點啦。」我理解這兩個小時對她同事有多重要了。

「還好吧，我很溫柔啊，你不覺得我對你很好嗎？」她笑容依舊。

「妳對我真的很好，可惜妳同事打死都不相信妳有這一面，哈。我要出門了，今天會早一點回來，可以的話一起吃晚餐？」

「太好了。」她微笑著看了我一眼，「你這幾個月都比較早回來，不像以前那樣十點才到家，我們多了很多相處時間。我下班打給你，看要怎麼約。」她悠閒地喝了口咖啡，用手撕著剛烤好的吐司，似乎並不想追問這陣子的改變，應該是知道就算問了，我也不太會說。其實她知道，不追問就是最大的溫柔。

約莫九點半我就到了診所。我在這間身心科診所待好幾年了，雖然不是精神科醫師而是心理師，但也看了不少有心理或睡眠困擾的人，算是老手了吧。到我手上的個案，大多是先給精神科醫師看過診、也服過藥，但發現幫助有限，或比較需要心理諮商，而被醫師轉介來給我，或是服藥與諮商並行的。雖然醫生偶爾也會做諮商，但畢竟他們太忙了，諮商大多還是交由診所內我們三位心理師來執行。

「哈囉，林醫師來了嗎？」我習慣性地走到櫃台跟行政打招呼。「等一下的張小姐是網路還是電話預約？她有給我們醫生看診過嗎？有什麼資料？」我走進櫃台，將外套掛在椅背上對行政小琪說。

「林醫師已經來了。我看一下喔……張小姐應該是電話預約的，系統沒她的資料，她也沒說今天要掛號看醫生，只說要約諮商。」小琪熟練地打開系統，「她預約時留的資料寫……她叫張思雅，有在其他地方看診，然後要做諮商……容易恍神、注意力不好、情緒起伏很大……」看來這位張小姐沒在我們診所看過診。

「還有，她說想做ＥＭＤＲ。」

「ＥＭＤＲ？？她這麼厲害，連ＥＭＤＲ都知道？」ＥＭＤＲ可不是一般案主會知道的療法。「好，沒關係。我等會再確認。我本來想說如果看過診，還可以先問問林醫師的評估或開了哪些藥。那我待會自己問對方好了。」

ＥＭＤＲ其實是處理創傷的治療方法，全名叫 eye movement desensitization and reprocessing，顧名思義就是透過眼睛移動來刺激大腦的一些區塊，讓人對負面的記憶變得比較不敏感、更新創傷的回憶，對於單純的受創經驗，例如車禍或意外事件等，可以在幾次諮商內解決。這治療方式在國外行之有年，不過在台灣很冷門，知道它的人多半看過相關書籍或對心理學有研究。簡單說，ＥＭＤＲ是處理過去的痛苦事件對自己的影響，但張小姐資料上的主訴是恍神、注意力不好、情緒起伏大，我不確定她真正的需要是什麼，以及ＥＭＤＲ幫不幫得了她。

下意識抬頭看了看時鐘，還有十分鐘張小姐就要來了，我也顧不了那麼多。得先把場地設置好、空調打開才行，狹小的諮商室沒空調會要人命的。「小琪謝謝，我自己再跟她聊好了。」說完我快步走進諮商室。

十分鐘後，我看到一個年輕女性在櫃台填寫基本資料。遠遠看起來，對方戴著黑色圓框眼鏡，略顯褐色的中長髮帶點齊瀏海，灰色絨毛包包，上身是紅底寬鬆毛衣，毛衣上有很多類似鳥或蝙蝠的白色圖案，下半身則搭著灰色格紋長裙。她看起來有點緊張，小琪則是耐心地協助填寫基本資料，還有保密的相關原則與例外。

「張小姐這邊請，請進。」她寫完基本資料後，我起身到外面邀請她進來。如果可以，我通常會走到外面請案主進來，表達我對案主的重視。

「喔……好……謝謝。」她用兩隻手環抱住灰色包包，包包上掛著的彩虹鑰匙圈引起了我的注意。這應該是象徵LGBT的鑰匙圈，所以她可能是LGBT族群或積極倡議者。這種對細節的關注算是我的職業病了，過去經驗告訴我，多注意一點不會有錯。

「張思雅小姐嗎？妳好，妳是第一次來這邊吧，辛苦了，一大早就要來諮商。」我禮貌性地寒暄，她也對我輕輕點頭。

「一開始預約的時候妳說想要做EMDR，所以，妳有在網路上找過資料嗎？還是有人介紹妳來？」我對這一點很好奇，因為一般人不會在預約時就說要做EMDR，若有這情形，應是熟人介紹或其他醫師轉介的機率比較高。如果是轉介的，我就可以回去問原治療單位，把資料蒐集得完整一點。

「我之前在H醫院看過醫生，可是情況還是很糟。印象中有人跟我說可以找找其他治療方式，我在網路上看到EMDR的介紹，知道你們診所有做，想說你可以幫我做一下，聽說效果很快，我應該很快就會好吧？」她兩手抓緊斜在胸前的包包背帶，有點緊張、也像是鼓起勇氣似的說。

「嗯……」突如其來被問到我是不是很快可以治好她，我有點語塞了。稍微整理了一下思緒後，「沒錯，網路上或是有些書上寫，EMDR對PTSD，就是創傷後壓力症可以有很快的療效。但就我自己的經驗來看，還是要看問題的程度，不是每件事都可以快速解決。而且我還不太確定妳現在的困擾是什麼，我們還是需要聊一下，多了解一點妳的問題。」

「所以要很久才能解決我的問題嗎？」她把背帶抓得更緊了。從她眼神中，可以感受到她的失望，但這也莫可奈何。事前跟她說可以很快處理好，之後卻花了更多時間，或許對案主來說才是更大的傷害。實話很殘忍，但謊言未嘗不是。

「應該說，我不確定要多久才能處理妳的問題，我們可以一起來看看。只是擔心妳以為一、兩次就可以處理好，怕最後會讓妳失望。整個治療時間的長短，需要看我們兩個人工作的狀況，今天先簡單地聊一下，讓我知道妳的困擾，不要急、慢慢來。」稍微安撫她之後，我決定把注意力放回她身上。討論要治療多久似乎不是當務之急。

「那個……我工作上有點問題，查了一下google，應該有點注意力不集中。我有去看醫生，他也開了藥給我，但吃了幾天，好像有效又好像沒有效……我也不知道。工作上還是一直犯錯，記憶模模糊糊的。」她把包包放在膝上，左右手不斷搓揉著繼續說，「大家都說我很奇怪，每次交待的工作都做不好。例如老闆要我做某件事，我一定會先跟客戶確認才去做，如果客戶沒回答我就不敢做。但老闆會覺得我不服從他，說我狀況外……可是客戶生氣怎麼辦，我想要先問過客戶，我怕他們生氣……。同事都說我想太多，可是我真的不敢先做……會被罵。」

「嗯嗯，所以妳工作的時候容易想太多，因為擔心被罵，這反倒影響真正該做的事了？」

「也不只……我頭常常很亂，不太記得工作的細節。有時會議才剛開始怎麼一下就結束了，根本搞不懂長官說了什麼，好像時間一下子就過去了。但有時我又可以把事情做得很好……」思雅深吸一口氣，「就這樣反反覆覆，感覺很亂。」她緩緩向後靠向沙發椅背，兩隻手卻依然緊抓著背帶。這姿勢讓我注意到她的背是放鬆的，但前半身，尤其是手部卻是緊張的。同一時間表現出身體的放鬆與緊繃，並不常見。不過現在我能做的依然是保持聆聽。

「沒關係，我們慢慢來。工作狀況還OK嗎？如果妳都無法集中精神開會的話。」發現思雅情緒有些激動，我稍微安撫她一下，再把問題帶回工作中。我需要確認她有沒有工作能力——應該說「有沒有維持自己生活的能力」才對。如果只是表現不佳，但還可以工作、維持穩定的生活，那她才有可能穩定地諮商。

「我其實一直有跟著開會，但我聽不懂他們說話的內容，我應該聽得懂的，可是我卻聽不懂，腦子很亂。就像是你坐在位置上，除了你之外其他人都在快轉。一、兩個小時的會議，我常剛回過神來就結束了。」她睜大眼睛看著我，好像是在用眼神問我：「你懂嗎？」

「妳是指好像縮時攝影那樣，妳坐在椅子上，其他人速度都很快，或是不知怎麼的時間一下就過完了？」我試著用我的理解重述了一下。

「對對對！就是那樣子！好險，終於有人懂我在說什麼了。我跟同事講，他們都聽不懂我在講什麼。我好擔心我瘋了……」她眼角泛著淚，吐了長長的一口氣後，整個人陷進沙發，雙手也逐漸把背帶鬆開。

我突然意會過來，她剛進諮商室時那種害怕的模樣，是因為擔心自己的話沒人聽得懂。得知我聽得懂以後，便稍微安心一點，整個人也放鬆下來。

「所以妳無法專心聽人講話，時間感有點紊亂。然後很擔心犯錯，工作上常常無法下決定。還有嗎？」我隨手在pad上快速寫下幾個重點。

「其實有些時候我聽得懂，也可以把事情做完。就是有時候會有時候不會……你懂我意思嗎？……之前醫生開藥給我吃後好像有好一點，但其實我不很確定……我吃一下子就沒吃了。」

「妳知道醫生開哪些藥物嗎？」一下服藥、一下不服藥，讓我皺了皺眉頭，這種不規律的用藥很容易影響治療效果，也不易協助醫師評估藥物是否適宜。不過現在不是告誡思雅的時候，如果能先知道她吃了哪些藥，或許也可以幫助我評估她的問題。

「就粉紅色小小顆，一次一顆，還有白色圓形一次一顆。」思雅眼神往右上飄，思索一下才回答。

「沒關係，下次有機會的話，幫我把藥袋帶來，我會比較清楚妳吃了什麼藥。醫生會開藥給妳一定有他的理由，建議妳照醫生的囑咐服藥，然後每天記錄用藥的反應，下次回診跟醫生討論，看要怎麼調整藥物。讓醫生明確知道妳的狀態，他才有辦法幫妳。」用藥不穩定，也可能是她看醫生都沒起色的原因。但我現在只能先假設，再慢慢來尋找答案。

「……所以我要跟醫生說之前都沒吃嗎？他會不會生氣啊？」她有點猶豫地抬頭問。

「說實話我不知道，每個醫生個性不一樣。妳擔心醫生生氣的話，可以自己決定要不要說。但照醫囑吃完、記錄自己的狀況後跟醫生討論是必要的。」我不認識思雅的醫生，病人要不要跟醫生說自己沒吃藥這種問題，須小心回答，千萬不要捲入心理師與精神科醫師之間不必要的麻煩。同時我也不想教案主說謊，而是鼓勵他們自己做決定。唯一要堅守的就是叮嚀好好服藥、和醫生討論用藥狀況，如果藥物有效，問題應該就會容易處理得多。

「喔……然後我有時會頭痛，我去做腦部檢查，都沒有問題。醫生最後只叫我要放輕鬆，不要讓自己壓力太大。可是我不知道什麼叫不要讓自己壓力太大……」眼淚從思雅的眼角緩緩流下。在她拿衛生紙拭眼淚時，我注意到她手腕上有新舊不一的割痕。

「……妳好像不知道自己怎麼了，但每天壓力都很大？」因為我在心裡琢磨著是否第一次諮商就要討論手上的割痕，嘴上就回了句不太有意義的話，誰知這話一出口竟打開了思雅某個開關。

「我不知道自己怎麼了！！我會瘋掉嗎？？」她突然抱著頭大哭起來。不知道自己怎麼了，才是讓自己最痛苦的地方。眼前的她眼淚潰堤，「我也想要變好，可我真的不知道自己怎麼了……」

我花了些時間平復她的心情，再蒐集一些訊息後，結束了這一次諮商。第一次諮商，我覺得思雅的問題有點雜亂，難以整理歸類，東一塊西一塊的。不過當時我天真地以為，只要她穩定服藥，注意力與情緒問題應該可以好一大半，後續諮商就會順利多了。

孰不知，這才是漫長故事的開始。幾週以後我甚至想嘲笑自己當時的天真，陷入思雅的迷霧卻渾然不覺……

第2章 由誰在演誰？

接下來的幾次諮商中，我蒐集了一下思雅的家庭背景。

她父親叫至誠，是國內中小企業某分行的分行長，思雅認為他是個體諒小孩、照顧家人、一板一眼、與家人有良好互動的父親。思雅唸國中時，父親縱使工作繁忙，也會特地找時間與孩子們聊天，如果母親不想煮飯，則會主動買飯或是帶全家人外出用餐。她知道父親工作很忙，但不會忽略對孩子的關心，因此她很敬重父親。母親叫淑美，結婚後就一直是家庭主婦。當我請思雅描述母親是怎樣的人時，她說母親雖然比較嚴格、注重課業，但她是個照顧家、愛小孩、有規律的人，會協助父親打理家裡大小事務。思雅從小的功課都是母親在協助指導，從小學到高中的課業難題，母親幾乎都可以迎刃而解。

「真要說的話，我爸媽都是很聰明的人，他們是大學學伴。媽媽是因為我們才離職當家庭主婦的，她本來在建設公司上班，聽說她的上司一直很賞識她，要幫她升遷。因為哥哥出生了，媽媽才離職回家照顧我哥還有之後的我。爸也常說年輕時候媽媽成績比他好，為了家才離職，要我們多聽媽媽的話。」思雅皺眉微偏著頭，一邊回想父母親的經歷一邊慎重地說，字裡行間透露著對父母的敬重。

「那哥哥呢？妳哥哥是個怎樣的人？」大致了解父母親的情況後，我轉而詢問哥哥的資訊。初步聽下來，父母好像沒有什麼問題，聽不出教養方面有什麼況狀，很自然地便轉向蒐集手足資料。

「你說我哥嗎？他從小成績就不錯，現在在新竹當輪班星人。偶爾他回到台北我看他黑眼圈都很重，都一副快要死的樣子。雖然賺的錢很多，但……我不確定這是不是他喜歡的生活。我都說他是社畜，他只說其實大家都是社畜。」

我接著問：「那你們感情怎麼樣？」

「我哥很照顧我啊，從小他功課比較好，媽媽如果沒空他會教我作業。他很聰明、會照顧人，小時候如果闖了什麼禍他通常都會來幫我收拾。我惹媽媽生氣，他也會護著我。基本上他就是個工程師宅宅樣的老實人，從小就長這樣，所以他當工程師我一點也不訝異，氣質太像了。」她展開笑容，向我分享哥哥的種種。

這次諮商結束後，我把思雅送出諮商室，關起門來重新思考。距離第一次諮商已經過了一個多月了，還是搞不太清楚思雅的狀況，除了蒐集到更多家庭的資料外，諮商可說沒有任何進展。一般來說，諮商一個多月，進行五、六次之後，總會有些方向，但思雅給我一種卡卡的感覺。我說不上來，似乎就是一種透明的膜，或是防護罩……對！沒錯，就是一種隔閡感。表面上看起來我們在諮商，她也對諮商很配合、積極投入。但總覺得不真實，一種像是……演員嗎？像是演員般的角色扮演，似真非真。還有一點很奇妙，跟她諮商完會有一種我不太確定我們剛剛談了什麼的感覺，就是你知道你們談了很多，但諮商過後卻想不太起內容，有種昏昏沉沉的疲憊感。

我已經不是菜鳥心理師了，我理解案主在諮商室裡不總是說實話。但我又相信思雅跟我說的是真的，於是就變成我覺得諮商時思雅是演員，諮商過程有點像是她在唸台詞，表情到位、聲音傳神，難過時臉部細微的表情與眼淚都恰到好處，語調和情緒聲線的起伏完美貼合。諮商中我偶爾會出戲，想像如果喊一聲「卡！」，思雅會不會就下戲，展現出另外不同的一面，不是演員那面……說白話點，我覺得我在向扮演思雅的人做諮商，由思雅來扮演思雅。但又似乎不只是這樣……

諮商過程中，思雅雖然說不知道自己怎麼了，卻又總能在困惑之餘隱微地把症狀具體描述出來，每當諮商陷入僵局，她就會透露一點新的資訊給我。我覺得她彷彿老師，在考試的過程中發現我這個學生寫不下去，就露出一點答案給我看，讓我可以循著線索往下深入……可是為什麼要這樣？

啊！我知道這是什麼感覺了。就像小時候感冒，媽媽帶我們去看醫生時，我們說不出哪裡不舒服，就由一旁的媽媽代替仔細向醫生說明。對，就是這種感覺。看病的小孩說不出自己怎麼了，媽媽就會不著痕跡地補充。媽媽與小孩……誰是演員？還是……？但這些補充的資訊並未讓諮商方向明朗起來，依然是在鬼打牆……難怪在跟她諮商時，有種迥異於平常一對一個別諮商的疲憊感。啊，就是這種疲憊感……難道是……

「碰！！」諮商室外廁所的巨大關門聲把我從思考中拉回現實，那聲音大到連在諮商室裡的我都嚇了一跳。我稍微定了定心，走出去問問小琪發生了什麼事，會不會是哪位病人突然有了情緒。才打開諮商室的門，就看到思雅從廁所走出來，對我嫣然一笑：「艾迪再見唷～～」

「喔喔……再見……」迎面飄來一陣怡人的香水味，我愣了一下，還沒回過神她就走過我身旁，走到櫃台前同樣轉身對小琪笑著說：「Bye bye，下次見！」語畢便輕快地走出了大門。

我呆了幾秒，身體再次感受到那熟悉的疲憊。我走進櫃台，確認診所都沒人了，壓低聲音問小琪：「妳有覺得思雅剛剛怪怪的嗎？」

「什麼意思？」小琪伸長了手按下遙控器開關，降下診所的鐵捲門，默默拿出中午的餐盒。每天堅持早上起來做午餐的小琪，她的便當菜色總是令我期待，我常說她是被行政耽誤的廚師。

「不知道，我覺得她哪裡怪怪的？等等，妳今天午餐有干燒蝦仁！？」我睜大眼睛瞪著她的便當。

「喔喔，是她綁了馬尾嗎？她今天來的時候頭髮是放下來，後來去廁所整理了一下，頭髮綁起來，看起來也稍微補了點妝、畫了眼線、噴了香水，可能待會要上班或是約會吧。你們男生對這種外表的小變化真的很遲鈍耶，虧你還是心理師。」打開便當的小琪第一口就把蝦仁吃掉。雖然我很想跟她要一口來吃，但礙於形象跟男女分界，向來只能想在心裡。

抵抗了蝦仁的誘惑後，我稍微回過神來。現在不是想便當的時候，剛剛的怪異感才是重點。「那剛剛這十幾分鐘她都待在廁所嗎？還有什麼奇怪的地方嗎？」

「嗯……她在櫃台重覆跟我確認了幾次接下來諮商的時間，才進廁所。一開始她一直記錯預約時間，下次跟下下次的時間都是錯的，後來我乾脆一個一個跟她對。都對好之後，她又在候診區晃了一下看看書，很自在的樣子，然後才滿意地微笑去廁所。」小琪停下來，用拿著湯匙的手拄著下巴，想了一下，「到這為止都還算是診所病人常出現的狀況，記錯多次看診時間我雖然覺得扯，但對病人來說還滿正常的。你真要說奇怪，應該是她進進出出廁所好多次。但不像強迫症那種很焦慮、要一直重覆進出的感覺。她有種悠閒，或說優雅的態度，一直進出廁所，最後一次才化了妝。」

對於耽誤小琪十幾分鐘午休時間我感到很抱歉，但我一直覺得那笑容怪怪的，卻也說不出為什麼。除了馬尾與妝感讓我覺得異樣，此外也沒看到第一次見面時那個令我印象深刻的彩虹鑰匙圈。滿滿的困惑感讓我想回家休息了，天啊！這才只是今天第一個案子而已。

❀ ✽ ❀

之後的幾次諮商，說實話我依然沒有什麼頭緒，但卻觀察到自己的變化。我發現每次與思雅諮商完，都會陷入那種疲憊的精神狀態。不論諮商前一天睡眠是否充足、她是第一個或最後一個案主，只要與她談完，都會有種精神恍惚的感覺。漸漸地，我開始對於跟她談話產生心理上的抗拒，在談話的前一天就出現焦躁感。

諮商中找不出問題，我們便重新回頭檢視藥物的服用。她規律用藥後，注意力不集中、恍神的問題依舊，為此我也請林醫師協助測量思雅大腦中Theta與Beta腦波的比值，有些研究顯示，注意力不集中的人在Theta與Beta的比值會和正常人不同，然而思雅也與常人無異。再次與林醫師討論後，我們認為思雅確實可能有注意力不集中的症狀，但不是傳統生理上的注意力不集中，她的不集中為心理影響生理的可能性較高。思雅來找我之前是在H醫院看診，所以我只能請思雅將腦波檢查報告帶回去給H醫院的柯醫師參考，看看醫師會不會有新的看法。

幾個星期後，柯醫師開的新藥物讓她情緒比較和緩，穩定了一些症狀，然而現實感與腦中混亂、怕被罵而影響工作表現的問題依舊持續。我重新回顧了她的家族歷史，基本上家庭單純，對於家人描述也都偏正向，關於幼稚園、國小、國中的問題則是有點記憶力模糊，不太記得求學階段的種種。整體感覺好像有點眉目，又都看不清楚。

走投無路下，我需要一些其他的意見。我想起了老友志雄，取得了思雅的同意後，我撥了通電話跟志雄約了時間。

志雄是個有趣的心理師，外表看起來放蕩不羈。偶爾不刮鬍子就出門，在室外總喜歡戴個墨鏡，在工作場所會穿花襯衫還不喜歡扣第一顆扣子。我甚至有次在研討會看見他穿夾腳拖出現，媽呀，那可是心理界大老雲集的時刻。但他雖然外表看起來像藝術家，骨子裡卻是個十足的心理師，談起案子一針見血。專業上，我偶爾會去找他討論一些案子，身為朋友他也知道什麼時候需要給我建議，什麼時候只需要默默陪我喝一杯，盡在不言中。之前也多虧了他協助，我才能跨過一些小低潮。我有問題時喜歡找志雄討論，因為他看法犀利、不落俗套，有彈性、可以接受各種不同學派觀點。這次特別想找他，還有一個原因。幾年前我參加過他的個案研討會，那次會議中他提出了一個同樣找不到原因的案例，現在想想跟思雅還有幾分類似。那案主也是有嚴重的焦慮、害怕、憂鬱情緒，但找不太到問題成因，也排除了生理因素。我記得志雄常說的一句話：「心理師有時得像偵探一樣。當案主表面看不出成因，卻有很多症狀，我們就要從症狀抽絲剝繭把成因找出來。」說得簡單，做起來可不容易，心理師要當到像偵探一樣，確實辛苦了點。

到了和志雄約的時間，一個不用工作的下午，搭上高鐵直奔他在新竹的諮商所。這是我第一次直接到他的諮商所找他，不免有些緊張與興奮。

一進到諮商所，志雄果然還是那不羈的樣子，現在是一頭捲長髮往後梳，用橡皮筋把頭髮紮成一顆小丸子，而且還先上一層髮膠再往後綁，整體感覺油亮油亮。確實看起來比較不毛躁啦，但就是哪裡怪怪的，我無法理解他獨特的品味。我常懷疑他的案主都不會盯著他的髮型看，諮商到一半出戲嗎？除了髮型之外，小圓框的金屬眼鏡與我分不清楚有沒有整理過的鬍渣，合身的黑色T恤與牛仔褲，你說他待會要去參加蘋果新品發表會我也不訝異。

諮商所今天剛好只有他一人，在他泡咖啡之際我仔細端詳了一下室內。雖然在三樓，等待室卻有大片陽光灑入，牆上幾幅英國塗鴉藝術家Banksy風格的畫作映入眼簾，其中一幅藍底塗鴉是一隻綠青蛙拿著一個紅褐色的告示牌，上面寫著「I am not a mouse」。我在塗鴉前駐足許久，看得有點入神了。

「裡面的字是我自己加的。」志雄雙手拿著咖啡站在我背後說。

我回過頭來，「所以原本青蛙只是拿著一個空白的牌子嗎？」

「是啊，他本來什麼都沒寫，我想畫家就是要我們買的人自己加上去吧。我就加了『我不是一隻老鼠』上去，有意思吧！」

「是『我不是一隻老鼠』？還是『我不是一個膽小鬼』？看著青蛙的眼神，我覺得牠有點害怕耶，感覺站在牠前面的是一條蛇，寫給蛇看的。」我微笑回答。

「你心理師職業病很嚴重喔，看到什麼都想投射。不過你猜對了，mouse 確實有膽小鬼的意思。我會買這幅畫也是因為青蛙的眼神：很害怕，但想要裝得很勇敢。」

「算了，心理治療做久了，兩個答案都可以吧。我們都在找自己是誰，也希望自己有勇氣，案主不是案主，心理師也不是心理師，彼此交互影響。」我接過他手中的咖啡邊喝邊皺眉。「即溶咖啡？……也ＯＫ啦，很久沒喝了。」

「所以你難得親自來，是想要給我看什麼嗎？電話裡你說有個案子要跟我討論，應該是個有趣的案子。」

「說實話，我不確定它算不算有趣。但確實有點棘手，不然我也不會特地來找你，在網路上聊一聊就好了。但前幾天我收到案主寄來的 mail 後，覺得事情有點轉圜……算了，你看完再說。」

「好喔，如果聊完有空，我載你去美食沙漠尋寶一下。」志雄總是自嘲在新竹沒有好東西吃，常說要去台北找朋友聚餐。

「好啊，不過我不要牛肉麵跟速食店，謝謝。」我笑著回應我對新竹的刻板印象。

「不會啦，有人說過你講話很靠杯嗎？」

寒暄完垃圾話後，我稍微介紹思雅這幾個月來的諮商過程，也拿出了前幾天她寄到診所的mail，是我給她的回家作業。她說先寄給我讓我可以先看，節省諮商時間。

「喂～艾迪，你確定沒有拿錯資料給我吧？」看完mail後志雄說。紙上印出的是思雅生命中十個不舒服的經驗，這是一種我和志雄常用的評估方法，在我們找不太出案主問題的源頭時，往往會請案主們寫下迄今為止想到還是會困擾的過去回憶，約十到二十個不等，再從這些負向回憶中抽絲剝繭。

✽ ✽ ✽

「五歲，有次我把媽媽煮好的麵打翻，她把我關進狗籠。一直等到爸爸下班回來，才被放出來。」

「六歲，幼稚園有次在學校尿褲子。後來放學媽媽來接我時，沒有帶褲子給我，直接讓我穿著濕內褲回家。」

「九歲，小學三年級生日，班上男生寫信給我。媽媽看到之後當場把信撕掉，說我很噁心，沒有人會喜歡我。一定是我一直要別人寫信給我。」

「九歲，有次爸爸跟媽媽吵架，我看見媽媽在房間割腕。最後是哥哥打電話請爸爸回來處理。」

「十二歲，小學六年級被學校男生拿板擦丟頭，回去跟媽媽說。媽媽說一定是我太醜、太胖了，才會被欺負。像她以前就從來沒被欺負過。」

「十四歲，國中老師當眾指責我偷班費。因為真的不是我偷的，所以我跟導師吵架。爸爸強迫我隔天一定要跟導師道歉。」

「十四歲，哥哥考上建中。爸媽嘆氣說如果我有哥哥的一半就好了。」

「十六歲，爸媽車禍。」

「十七歲，我以為的好朋友，聯合其他男生寫假告白信給我，我答應對方時，被錄影嘲笑。」

「十九歲，男朋友跟自己最好的朋友劈腿。」

❀ ✿ ❀

「這跟一開始的家庭基本資料根本就是兩個不同的人啊？你確定你沒有拿錯人？」志雄詫異地又說了一遍。

「是啊，我當初看到時也嚇了一跳。所以我才說有轉圜啊！」

「轉你的頭啦，你知道轉圜是什麼意思嗎？不要亂用詞，這根本就超展開。如果是這一張，那你應該自己就知道七、八分了，大費周章來找我幹嘛？」

「唉，看到這張紙我也嚇一跳。總之啊，這是前幾天思雅才mail給診所的，我也是剛看到沒多久。看完後想說還需不需要特地來找你啊，不過既然都約了還是可以敘敘舊，難得可以來外縣市晃晃。」

「如果這真的是她寫的，那一定有解離的症狀，失去時間感與現實感，不就可以解釋她的恍神，也能解釋為何服用『利他能』類治療ADHD過動症的藥物效果不佳。」志雄反覆看著思雅寫的負向回憶。

「我知道啊……看完她寫的回憶，可以確定她從小受到虐待與忽略，發生這些事時因為大腦還沒有發育完全，無法消化這種不舒服的記憶，長大後這些無法消化的記憶會無時無刻跳出來影響、干擾她，這種干擾讓她很容易被誤以為是ADHD。」我放下咖啡杯，口腔內糖與奶精融合的黏膩感讓我不適，默默地從包包拿出瓶水喝。

「所以你特地來新竹找我幹嘛？喝我的新竹咖啡嗎？不會真的來找我吃飯吧～」志雄小翻了一下白眼。

「因為上星期就約好了，想說離開台北來走走。」我嘴角尷尬地動了一下。

「屁啦！一定不只如此，不是不歡迎你，但你到底來找我幹嘛？」

「唉……我需要一個答案……」我長吐了一口氣。

「你知道答案啊，只是你不願意承認。」

「有需要這麼機車嗎？我在想……或許你可以給我一個不一樣的答案，讓我從別的路徑進行治療……恐慌症啊、焦慮症啊隨便什麼都好。」

「你想要騙自己嗎？或是希望我來騙你？你知道答案……只是不願意這樣想。」志雄手裡晃著咖啡，認真地看著我。

「唉……停了大半年沒接新案，一開工就來這個……」此時的我內心瞬間閃過「如果當初不接思雅這案會不會比較好」的想法。

「接了就是緣分，別想太多。我再幫你倒一杯吧，看你剛拿自己的水出來喝，你一定很渴。」我還來不及阻止，他就再把咖啡倒滿了，「思雅應該是從小受到虐待與忽略，身體與心理一直卡在童年被虐待的情景。長期處於這種虐待、忽略的威脅環境，大量的苦痛使大腦難以整合這些經驗，導致某種防衛機制啟動，產生一開始來找你的那些症狀。如果這些痛苦一直持續下去，最嚴重可能會出現『覺得被傷害的人不是自己而是別人』的解離症狀，藉此來減輕痛苦。」

「就像你講的，這樣的解離越來越嚴重的話……我擔心……」

「你擔心part出現且成熟了吧？」我話還沒說完，志雄就直接說出我的擔心。

「對！你說的沒錯，我擔心part出現且成熟了。來找你就是希望你給我不一樣的答案，一個就算聽起來像欺騙的答案也好。不過看起來是我自己騙自己。對，我懷疑她有ＤＩＤ這樣可以了吧。」

「Good boy，你就是知道啊！」志雄得意地揚起嘴角。「不過ＤＩＤ這種解離性身分障礙症，很棘手哪。」

「看完思雅負向回憶我就有底了，但是我還是希望你告訴有其他可能。ＤＩＤ實在太麻煩了，會分裂出許多不同part。這些分裂出的part如果太成熟，就會出現自己的想法、記憶、為人處事的方法，甚至有的part會不覺得自己被虐待過……我光想到就頭好痛，我這半年這麼悠閒，一出江湖就要這樣嗎？很多心理師對於與part溝通都感到恐懼，擔心自己無法駕馭這麼多人的談話，遇到ＤＩＤ就想要轉介……」

「啊所以你要轉介了嗎？」志雄悠悠地喝著咖啡看著我。

「Fuck！你這眼神就是在說：『你這小子囉嗦了那麼多，還不是會接下來。』你真的很機車。我會接啦！抱怨一下不行嗎？ＤＩＤ的治療就像是對一個人的內心做整個家族的治療，要跟每個人溝通、打好關係，朝向一致的目標決定。諮商過程非常耗費大腦能量！」想到這我後腦開始隱隱作痛，這時反倒想要喝個即溶咖啡攝取糖分。

「唷～形容得真貼切，一個人的家族治療！我喜歡～雖然不是一定啦，但看到思雅這些回憶，印證了之前我的心理師說的，不管有意無意，『案主絕不會對你說實話。』」

「倪老師嗎？」我下意識脫口而出。

「啊……對啊，是他……啊！你咖啡喝完我了再幫你倒一點。」這時輪到志雄尷尬地想轉移話題了。

「既然從你這裡也只能得到ＤＩＤ的答案，我只能認命了。」接下來我跟志雄直說：「我擔心是ＤＩＤ，但思雅原來在Ｈ醫院看的柯醫師沒有下這診斷，而且我先前只有請思雅將ＡＤＨＤ的腦波檢查報告送回去，所以接下來我可能需要寫封信跟柯醫師說明。」

「柯醫師，印象中他很不容易掛號，怎麼思雅找的人都……有特別挑過嗎？」志雄跟柯醫師合作過，他願意先幫我寫信去打聲招呼。個案同意書我也準備好了，思雅同意我跟志雄還有柯醫師討論案情。

「你果然不是單純來找我吃飯，確實先跟醫師打聲招呼會比較好。現在大家都重視個案隱私。讓柯醫師知道思雅的創傷史應該會很有幫助。畢竟有時候案主不確定醫師想要知道哪些訊息，無法把自己的過去精確地讓醫生知道。很多醫師也巴不得可以好好跟他們聊一聊，無奈後面還有二、三十人在排隊……制度問題啊～」志雄欲言又止，我理解他的意思，但今天不是喝酒抱怨的場合，我選擇不接話。

唉……果然是ＤＩＤ嗎？終究是無法自欺欺人。想要從志雄那兒得到不同答案，似乎太天真。看來，半年不接新案的holiday，已經結束了……

第3章

我？還是我們？

時間悄悄地來到五月底，距離一月與思雅第一次諮商，已經過了四個月，期間因為過年與連假的關係，暫停了幾次。託志雄的福，我和柯醫師有了進一步的互動。確實，當我把思雅生命中十個不舒服回憶給柯醫師看時，他不排除有DID的可能性。不過他也坦言，在有限的看診時間內，他沒看到其他part的出現，希望我可以幫忙評估。藥物部分會再視情況調整，同時也給我了他的私人聯繫方式。

DID的辨識一開始最為尷尬。如果案主一見面就跟你說他有其他part，那還好辦一點，怕就怕他有其他part卻不告訴你，或是他也不知道自己怎麼了，我甚至遇過一個案主，以為每個人都會這樣。

當然，若案主沒跟你說自己有part，你就貿然問：「你有沒有其他part？」多半他們會當你是瘋子，或是認為你當他是瘋子。不管是哪一種，彼此間的信任關係都會出現裂痕，就像破掉的杯子，怎麼黏還是有痕跡。「我覺得我的前心理師怪怪的，他懷疑我中邪了」、「前心理師常會問我奇怪的問題，什麼是不是有人會在你的腦海中說話之類的，靠，他以為我是神經病嗎？」該在什麼時機詢問對方有沒有part這事，還是需要一點藝術，一旦弄巧成拙，在案主眼裡我可能就是那個「奇怪的前任心理師」了。尤其在社交媒體發達的現在，許多人在網路上分享不愉快的諮商經驗，甚至開設臉書粉專記錄自己的諮商過程。礙於倫理與法規限制，心理師就算看到自己諮商的人在分享，多半也不會做任何回應，如此一來，吃瓜的民眾永遠也看不到正反方的核對。所以，一切還是要以謹慎為最高原則，找出其他part這事要放在心裡，等待對的時間到來。

今天是我們第十三次諮商，我從諮商室遠遠望見櫃台前的思雅時，一度懷疑認錯了人。她今天打扮有點不一樣，原本的褐色直髮今天帶點微捲，隱形眼鏡取代了圓框眼鏡。號稱有人臉辨識障礙的我，下意識地往櫃台移動，好讓自己看清楚一點，也確認一下這人是不是思雅。從諮商室一步步走近櫃台，我看見了她微捲的睫毛與眼妝、粉色系腮紅，服裝也和以前的寬鬆文青風不太一樣。感覺瘦了點，白色V領T恤看起來更為合身，刷紋牛仔短褲配上橘色細腰帶，掛號時自信的微笑……難怪我一度懷疑認錯人。

在我工作的這麼多年間，案主於漫長諮商過程中改變了造型、髮型或穿衣風格，並不少見。從先前幾乎都穿大學系服、體育長褲來諮商，到最後變成韓系穿搭；或是幾個星期不見後跑去微整形、割個雙眼皮回來的，我也見過。還曾經差點認錯案主，搞出烏龍事件，所以僅僅造型的改變是嚇不倒我的。不過，今天的思雅……有種說不出的感覺，不是說她穿搭怪，她的穿搭滿好看的，是感覺怪，說不上來……應該說就是因為她穿搭好看，才讓我有奇怪的感覺。

認識她的這四個月，我不會用「好看」來形容她的穿搭。這種違和感，好像在哪見過……讓我想起先前有次看見她從廁所化好妝噴香水出來，就是小琪便當是干燒蝦仁那天。又是那該死的干燒蝦仁，傳說只要將兩個特殊的經驗結合在一起，你的印象就會變得很深刻，我想正是因為干燒蝦仁的加持，讓我對思雅從廁所出來那天的模樣印象深刻。

「哈囉，我們裡面請。」我搖了一下頭讓思緒回來，假裝鎮定地走向前。我自己的習慣是盡可能不在候診區叫案主的名字。台灣的諮商環境和學校教科書裡教的不一樣，有的教科書寫為了保護案主的隱私，最好每位都有獨立的候診室，避免和其他人接觸。還是學生的我覺得這太有道理了，案主的隱私就是要這樣維護。出了社會才知道這是天方夜譚，在寸土寸金的台北要有這尊榮的隱私待遇，諮商費用不知道要加幾倍，目前我還真沒見過有私人候診室的諮商單位。所以我能給的溫柔，只剩不在候診區叫案主的名字。

「好久不見，這幾個星期過得還好嗎？」一進到諮商室我便禮貌地寒暄，同時也利用這句話，預告我們的談話已經開始了。

「很不錯唷~」思雅保持著笑容，靜靜地看著我。

「……喔，那很好。妳還記得我們上次談到哪裡了嗎？」語畢我停頓了五秒，五秒鐘後我表面上持續保持微笑……怎麼氣氛不太自然？怪怪的？發生什麼事？……五秒鐘裡我閃過了數種想法，part出現了嗎？她今天心情很好？待會要去約會？……最終，我沒有做任何反應，只能勉強鎮定微笑以對。

「艾迪，怎麼了嗎？」思雅輕鬆地用右手食指慢慢捲著那棕色微捲的髮梢，笑容還是一樣甜美。

甜美？我剛剛心裡閃過的詞是甜美嗎？我再次停頓，回想先前對她穿搭的形容，我應該沒有用甜美形容過思雅才對。直覺告訴我哪裡有問題，但目前我還無法確認，接下來我們要怎麼談話。心裡盤算出兩個選項，一是開始跟她討論現在我覺得她怪怪的現狀，諮商最喜歡討論的「此時此刻」；另一個就是裝作沒事，若無其事繼續諮商，閉著眼睛矇過去。而我只有一、兩秒的時間可以決定接下來要怎麼做，不然諮商對話就會顯得很卡、尷尬。

「呼——」兩秒後我深呼吸了一下，我要走一條冒險的路，「妳……還記得我們上次談些什麼嗎?任何東西都可以……」

「呵呵，什麼啊!艾迪，你在問什麼?」她依然笑得燦爛。

「喔喔，我是問說妳還記得上一次諮商，談過些什麼嗎?任何事情都好。」為了確保思雅了解我在問什麼，我再詳細說明了一次。

「嗯……我不記得耶。」思雅的嘴角依舊保持弧度，只是從燦爛中流露出一點僵硬。

「OK，好……那……妳知道我是誰嗎?」她的笑容讓我似乎看到破口，但在諮商室裡詢問自己諮商了幾個月的案主這句話，說有多尷尬就有多尷尬。此時我的內心其實像孟克的吶喊一般，豁~出~~去~~~了~~~~

「你在說什麼?我知道啊，你是艾迪啊~」思雅依然保持完美的微笑。

「很好，所以妳忘了上次我們談話的內容，但知道我是艾迪，是這個意思嗎?」很快地收回剛剛的心情，再次核對思雅的反應，確認一下我有沒有會錯意。

「嗯……沒錯，就是這樣。」思雅微笑點點頭。

「那……妳記得，來過這裡嗎？進到過這間諮商室嗎？」我盡量保持看起來鎮定，在內心告訴自己，該問的問題終究還是要問。

「欸……好像記得又好像不記得。」她眼珠子動來動去，視線在眼角左上與右上來回飄移，像是打太極一般地回我。

「好……那這個問題可能有點奇怪，但我還是想問一下，我們見過面嗎？剛剛我是問妳知道我是誰嗎？現在是問：『我們見過面嗎？』」這問題看似奇怪，但實際上是個引子。

「有啊，我記得我們見過面，怎麼了？艾迪你好奇怪喔~都問人家一些奇怪的問題。」她將左手食指抵住下巴回答。

「很好，我們是上次諮商見面的嗎？」心想事情果然沒有我想的那麼順利，無法問出我要的答案。但是……那句「人家」是怎麼回事？！這不是思雅的詞彙。當我要再進一步提問時，對方終於笑場了。

「哈哈哈哈哈，不行我演不下去了，我不要演了！」她先是笑得很開懷，幾秒鐘後撥了一下頭髮、理一理衣服，「好吧，有次我從廁所出來時見過一次面，這是我比較有印象的。」

「嗯，妳好……請問現在在這裡跟我談話的是哪位？我要怎麼稱呼？」此時我可以聽見自己的心跳聲，但還是強自鎮定。這不是我第一次和ＤＩＤ的人工作，但與新的part初次見面，都會讓我緊張。每個part個性不一樣，最初遭遇時，我的問話都盡量保持禮貌且簡短，避免因為不熟悉而說錯話。我見過的part很少像戲劇裡演的張力那麼強，一出現就罵人或衝出來攻擊人之類。我的習慣做法是，跟part首次見面就像跟新案主見面時一樣，先溫和、友善地寒暄，了解對方是誰，建立好的關係。

「我是Ｋ，我們見過一次面。」Ｋ收回了之前的尷尬與笑容，緩緩地把身體靠回沙發上。

「妳好，歡迎。所以我們上次見面應該是幾個月前，妳從廁所出來我遇見妳那次吧？」我心想，總算見到面，這時感覺自己心跳也穩定一點了。

「沒錯，聰明～但我知道你是艾迪。既然不演了，那人家就做自己囉～」Ｋ開始把左腳翹腳在右腳上，將微捲的頭髮綁成馬尾。

「今天怎麼會想要出來跟我見面？」我保持著好奇問道。

「就說我演不下去啦～哈哈哈。我早上剛出來，手機行事曆上就寫著下午兩點要來諮商，我根本就不知道發生什麼事。然後感覺你又一直懷疑我，很煩耶，演不下去就不演了。」Ｋ很快地回答我的問題，臉上始終保持燦爛的笑容。

「了解，那我知道了，辛苦妳今天出來和我見面。我們可以一起來幫助思雅。」面對這麼誠實的回答，只能正面回應。正面接招、感謝對方的出現，是我和part工作的不二法門。不管她有沒有意識到是為了幫助思雅才出現，先把這想法冠上去再說。

「……」K對我的話沒啥反應。

「我想確認一下，我和思雅諮商時，妳聽得見嗎?可以感受到思雅的感受嗎?」看到K沒說話，我持續提問。我要評估思雅有沒有和K共意識。所謂的共意識，簡單來說就是各個part之間能否共享思考、感受，或是視、聽、嗅、味、觸等感官，打個比方，就像是到雲端存取檔案，如果各個part有良好的共意識，就如同思雅把意識存在雲端，其他part都可以存取。

「我不確定。我就是知道你是艾迪，但我不知道我是怎麼知道的。」K眼珠子往右上方看，像是在思考。

「喔喔，我了解。那妳今天怎麼會想出現呢?」看來目前K和思雅並沒有太多共意識，這也提醒我腳步要放慢一點。

「就演不下去啦，還有手機行事曆上說今天要諮商，所以我就來了……接著就被你發現了，大概是這樣。」K再次露出尷尬的微笑。

「我來整理一下，妳說當妳出現意識時，看了一下手機的訊息，發現今天要諮商，所以就來了。是這樣嗎？」我習慣性地用左手食指與中指輕敲眉心，梳理一下脈絡。

「沒錯，我本來出來就準備好要去健身了，哪知行事曆上說今天要諮商。我很忙的，真的不太想來。你知道教練課很貴嗎？本來要放你鳥，直接去健身房，後來發現你的費用比教練還貴，想說不要浪費錢，就來這了。很討厭你知道嗎？」K劈哩啪啦一口氣說完，似乎把不能去健身的怨氣吐在我身上。

「謝謝妳願意來，聽起來雖然妳很在意健身，但是因為知道這是思雅的諮商，為了她妳還是願意來。」我對K點點頭感謝她的到來，在她大可以去健身不來諮商的情形下還願意來，就透露出她對思雅的關心。只是K自己不一定意識到這點，所以我加強暗示了一下。

「嘖……」她眉頭深鎖了一下。「沒事，頭有點痛。常會這樣，你剛剛說什麼？我沒聽清楚……」

「沒關係，我很開心妳今天來諮商，也看見妳在意思雅的行程，願意為了她的行程，放棄去健身。我只是想說這些。」這可能就是外界覺得她注意力不集中的原因之一，因為某種原因意識不穩定。不過這些觀察，今天就先放心裡好了。

「頭有點痛，我出來時會留意有沒有字條或手機筆記，還是要維持一下原本要做的事……」因為頭痛的關係，她稍微晃了一下頭。

「是是……妳做得很好，協助思雅維持了基本的生活機能，妳做得很好。」我需要鼓勵K持續下去，穩定日常生活是DID治療的元素之一，非常重要。「我可以請問一下，妳是什麼時候出現的嗎？」抓緊機會我接著詢問。

「喂，要說嗎？……不行……再說吧……」K閉起眼睛，喃喃自語，從她闔起來的眼皮，可以觀察到眼珠正在左右移動。「嘖！你為什麼要思雅去回想過去的痛苦記憶？你不知道這些回憶對她來說很難受嗎？你們心理師只顧著掀開別人的傷口，你真的想過我們有多痛苦嗎？」她左手食指與中指放在嘴唇前吸了一口氣，彷彿在抽菸般緩緩說道。

「是K嗎？」這個語調與舉止和K有些微不同，她兩眼的眼珠子又快速地左右移動了一下，我懷疑是否有轉換的可能。

「……嗯……」只見她皺著眉頭搖搖頭。

「請問妳是……？」語調怪怪的，只好再次確認跟我談話的是誰。

「我是思雅……頭有點痛。好像從背後被推了一下，有點不舒服。」思雅雙手在太陽穴上揉了一會兒。

「沒關係，我們慢慢來，可以先休息一下。」看來她們跑掉了，真可惜，我還有很多事想問呢。

思雅深呼吸了幾次，出去倒杯水、上廁所。在這空檔中我快速寫下剛剛發生的事情，**K、還有不知道誰**突然出現了。思雅究竟知不知道自己的狀況？她認識這些part嗎？今天的資訊量有點龐雜，看來需要好好整理一下了。

幾分鐘後雅思從廁所回來，從神情與動作來看應該是思雅沒錯。

「請問現在是思雅在跟我談話嗎？」為了確保安全起見，我還是再問了一次。

「嗯……請問我剛剛怎麼了嗎？」思雅小心翼翼地問道，像是個做錯事的小孩。

「沒有沒有，妳放心。我想先確認一下，剛剛我們的談話妳有印象嗎？」同樣是共意識的詢問，這次是要確認思雅能不能感受到我與K的談話。

「其實……模模糊糊，不太有印象，我在公司偶爾也會這樣。」她雙手併攏放在膝蓋中間，低著頭小聲地回答。

「好，沒有關係，妳不用擔心，我只是想要確認一下妳知不知道到底發生什麼事？這樣比較好評估可能的情況。單純確認，沒有好與壞，也沒有責備。在這間諮商室裡妳很安全，不會有人責備妳。」這是案主最脆弱的時候。一般來說，此時她們會很擔心自己做錯事情，或者是被評價。我需要先建構出一個安全場域，一再保證一切很安全。這種保證，需要一次又一次地做和說，好讓她們覺得自己真的不會被評價或被罵。

「其實……我不知道我為什麼坐在這裡……。」思雅小聲地說。

「嗯嗯，沒關係。我知道了，妳醒來以後就發現自己坐在諮商室了嗎？」

「嗯……剛剛去廁所時，我看了一下手機。發現今天是五月底了，我上次有印象是昨天晚上的事。我記得我洗完澡，正要去吹頭髮……然後……」

「然後醒來就是剛剛了嗎？」我盡量輕輕地回答，減低思雅以為我在責備她的可能性。

「嗯。」

「好，沒關係，我知道了。以前也會這樣嗎？在工作或是和朋友相處時？」

「嗯，我工作時常會這樣。有時醒來才發現正在開會，或是老闆正在交代我事情。所以同事一直說我會恍神。」

「恍神……等等，也就是說妳之前指的恍神都是這樣嗎？沒有意識然後突然回復？」

說到這裡我好像懂了什麼，這就是她指的恍神嗎？如果是，那根本和注意力不集中是兩回事，也可以理解腦波檢查沒有異常與藥物效果不大的原因了。

「都有……有時候是突然醒來不知道我現在在幹嘛，有時候是我好像知道自己在幹嘛，但就像看電視螢幕一樣，自己不能控制身體，然後又突然可以控制。有時是恍神一下子，幾秒鐘就回來了。」

「這些都是妳所謂的恍神嗎？」

「嗯……自然而然就這樣說，有時候比較久、有時候比較短。我很久以前就會這樣了，沒問過別人，小時候以為大家都會這樣。」

「好，那我知道了。以後如果出現失去意識的恍神，讓我知道一下。這樣我比較清楚妳的狀態。好嗎？」我暗忖，如果早點和思雅定義什麼叫恍神，會不會早點發現她的問題……我不知道。

「好……。」思雅點點頭。

「那我們確認一下，妳有在諮商室這裡失去意識過嗎？」

「沒有……諮商室裡是第一次，之前都是在公司比較多。家裡偶爾會有。」

「好。妳以前如果發生這狀況，都是怎麼面對的？」我很好奇她都如何因應。

「就……裝傻，然後觀察一下周遭在幹嘛，盡量不要讓人發現，因為如果被發現就會被罵心不在焉。一開始我會解釋我怎麼了，跟他們說我一醒來就在這裡了，然後……好像是國中還是高中我忘了，老師說我找藉口，還處罰我，全班都覺得我說謊。之後我學會一件事，如果犯了錯，也不要讓別人知道我的難處，裝傻帶過，這樣比較輕鬆。」

「辛苦妳了，這確實很難讓人家相信。一般人真的很難了解發生了什麼事。」我點點頭安慰她。

思雅只是低著頭沉默不語，雙手緊緊抓住包包的背袋。今天她常揹的灰色絨毛包，被黑色的Monogram名牌相機包取代，我想這應該是K的相機包。

❊ ✽ ❊

稍微向思雅解釋完什麼是part之後，我們結束了第十三次諮商。此刻我只想取消今晚所有預約，今天到現在為止的訊息量有點超出我負荷。與解離出來的part進行對話，會讓我陷入一種很奇怪的精神狀態。

該怎麼說呢？這是一種很難用言語表達的狀態。以日本動漫常出現的場景來比喻，我彷彿被拉入某種空間中，在這空間裡，你知道諮商室裡只有自己和案主兩人，但同時你也知道還有好幾個人同時在聽你講話，所以你的每句話都要顧慮所有人的感受。無形中，你會特別集中精神，思緒變得異常敏銳。志雄曾打趣說：「你也進去過啊？我把這種狀態取名叫『流動』，中二點的話你可以叫它『絕對領域』或『Zone』，哈哈哈，反正意思你懂就好，不用拘泥名稱啦！」

總而言之，跟ＤＩＤ工作時，會進入全神貫注的狀態，每句話都是講給所有part聽的，也預設他們全都在聽我說話，那是一種全然的專注，從頭到尾敏感度全開。這種狀態會一直維持到諮商結束，打開諮商室大門的那一刻。從這狀態離開後，我就陷入放空、呆滯，需要一段時間才能恢復。

我深深吸吐了幾口氣，企圖保持清醒，把自己從流動裡拉回來，走到櫃檯告訴小琪：「現在是三點半，到晚上六點以前，我都會在諮商室裡休息，先別來跟我說話，我想休息一下。」我知道接下來諮商室不會有人，但為了避免不必要的打擾，還是跟小琪說一下。

「放心，平常你待在裡面我們也不吵你，我還在工作好嗎？」小琪雙眼直直盯著電腦專心打字，完全沒有想要回頭跟我講話的樣子。

「喔……也是……」感覺有點自討沒趣，摸摸鼻子打算走回諮商室。

「你不要每次累了就在裡面唱歌，我們還沒下班喔。會嚇到診友。」小琪依然頭也沒回地盯著電腦。

「我、我……我沒有好不好，我下班才會哼歌啦……轉換一下心情嘛。通常只有下班時才會好不好。」我尷尬地回答，心想原來我結束工作時會哼歌這件事大家都知道啊，我以為自己很克制。

「我知道你下班才會這樣啊，我怕你今天太累提早哼歌，所以提醒你。」終於停下手邊工作的小琪轉頭看我說，「今天還有很多回診通知的電話要打，應該不會有人去吵你，你放心休息吧。還有……櫃子裡有Ｂ群，記得吃一點。」

「我不會在裡面唱歌啦……算了，我剛剛已經吃過維他命了，謝謝。沒事，那我先進去囉。」我喃喃自語地回答，同時也知道小琪沒有惡意，她只是擔心我太累了。

回到諮商室，再次打開電腦。「看起來ＤＩＤ是確認了，今天和一個part Ｋ進行了互動，可能還有一個跑出來一下，不確定是誰。下一個目標似乎是需要再找出其他的part，也希望可以再和Ｋ有深入的連結。」簡單寫下幾行字後，我閉起眼睛、往後靠在沙發上。

……我想，我們的治療，才剛剛正式開始。

第4章 大家都在努力生存

隔了兩星期，來到第十四次諮商。還記得在學生時期，總認為諮商應該要一個星期一次，也相信這是一個很好的諮商頻率。真正工作後才發現，有些案主喜歡兩週一次，可能因為自費治療價格不菲，也可能是兩週一次才符合台灣上班族的生活型態。每天下班就已經很晚了，一週還要趕來諮商一次，時間與心力上確實有點負擔。如果案主可以選擇，我手上穩定的案主幾乎都選兩個星期來一次，一個星期諮商、一個星期喘口氣，或許比較可以接受。至於跟思雅談話，則是讓我覺得兩個星期很短暫，總覺得一下子就又要和她見面了。或許我的潛意識也有點在抗拒，畢竟太棘手、太累了。

這次的諮商，我打算慢慢建立起和這些part溝通的橋樑，慢慢來，比較快。

❀ ✿ ❀

「兩個星期不見，妳過得還好嗎？好像瘦了。」我保持一貫的開場白，不過今天在看到她的第一眼，我就在評估來的人是不是思雅。從衣著與容貌看起來又回到了文青風，應該是思雅沒錯，所以今天不打算開口第一句就問她是誰。第一句就問人家是誰，感覺起來有點沒禮貌。

「上次回去之後，頭有點痛。我睡了一整天才好一點，當天好累。」思雅揉揉太陽穴說。

「嗯嗯，有時候我們和part工作會出現特別疲倦的感受，這很正常。慢慢就會適應了。除此之外還有嗎？」我擔心她以為這是惡化的徵兆，稍微安撫了她一下。

「我沒有很喜歡這感覺，每次諮商完都懷疑是不是越來越嚴重。總覺得變好要好幾年，變壞只要一秒鐘。」

「我理解，但我們需要一點耐心。」

「我不是在怪你，我知道你很認真在幫我，只是有時我也不知道前面還有什麼在等著我。有時晚上睡覺時甚至會懷疑，白天的一切都是夢。」

面對思雅這些問題，我沉默沒有回答，好像講什麼都不對。

「我不確定以前有沒有提過，」幾秒後，思雅似乎也覺得這沒有答案，開啟了另一個話題。

「沒關係妳說，」霎時間我心臟猛跳了一下，剛剛的沉靜煙消雲散。我現在有點怕聽到這句話，還有什麼是我不知道的嗎？

「有時候我恍神，是恍神但沒有失去意識，我腦中會亂亂的，跑出很多聲音或想法。比如說工作出錯時，就算是客戶的問題，腦海中也可能會出現『妳怎麼這麼蠢』、『都是我的錯』……或是批評自己的聲音。我覺得這些聲音越來越明顯，不知道這算不算問題？」

看思雅一臉憂慮，再次證實她很擔心自己越來越嚴重。這種憂慮也會影響治療效果，我需要再安撫她一下，同時解釋為什麼會有這些情形。

「妳是指這些意念或聲音妳以前就或多或少會有，但最近妳覺得比較明顯了，是這個意思嗎？」我釐清她擔心的情緒，並試著透過解說來舒緩。

「嗯，最近比較明顯。」

「我知道了，妳還記得K嗎？上次諮商我有跟妳提過K這個part，但有些細節我們並沒細講。」我提起了K，希望可以透過K的例子讓思雅了解她目前遇到的問題。

「我記得。不過這兩週除了聲音比較清楚，我並沒有失去意識或是醒來待在不同空間，應該沒有轉換才對。」

「嗯，至少這是這兩週比較好的消息。」兩個星期沒有其他part跑出來是好事，我先幫思雅打一劑強心針。「那我們來想像一下，純粹以好奇、好玩的心情想像一下。如果那些聲音都是part們想要傳遞給妳的訊息，妳可以告訴我妳以前怎麼面對這些訊息嗎？」接下來我需要慢慢跟她解釋這些聲音是怎麼回事。

「以前嗎？以前就是敲敲頭壓抑這些訊息，不然就是抓自己手或大腿、打頭，或是拿美工刀背、鐵尺刮自己。我沒有想過要自殺，但是偶爾會拿美工刀背割手……」

「嗯……好……妳以前都是用讓自己很痛的方式幫助自己面對這些聲音嗎？」靠，沒想到諮商不到五分鐘，就要進行這麼深入的自傷話題。之前想要忽略的手上的割痕，現在也終於要討論了。

「嗯……對。為了維持正常生活，我必須把這些聲音壓下去。」

「我知道了。」思雅的反應，讓我看見她抑制part訊息的方式，這是一般人面對part或不好的意念出現時的典型方法，透過身體的疼痛或強烈的感覺來蓋過這些訊息。

思雅低頭沉默。

「那我們想像一下，單純想像。假如今天公司在開會……我換個例子好了，假如今天妳跟朋友討論要聚餐，是無話不談的熟朋友喔，討論要吃韓式還是日式料理。五、六個人討論得很熱絡，妳剛好也知道一間餐廳很棒，想要推薦大家去吃。但妳想講話時，朋友們剛好沒在聽。妳會怎麼做？」我利用一個輕鬆的例子讓思雅感受一下「想要表達卻被抑制」的感覺。

「我嗎？我會等一下，然後再說一次。」

「妳會再說一次沒錯吧，很好。那如果妳想要講話時，有人不讓妳講話或是阻止妳講話、注意力不在妳身上，妳會怎麼樣？」我乘勝追問下去。

「如果我真的很想去那家餐廳，或真的有想要說的話，應該會請他們聽我說話。」

「妳會怎麼請他們聽妳說話呢？」

「應該就是大聲一點說：『我想去吃韓式烤肉，我知道有家很好吃！』」

「好，聲音會大聲一點，比平常還大聲，沒錯吧？」

「對啊，我很少大聲說話，但如果是很熟的朋友，我應該還是會這樣做。如果他們都沒聽見，我會稍微大聲一點。」思雅回答。

「Good，如果我們想講話時，對方都沒聽見，我們可能稍微大聲一點。那如果妳要講話，有人一直不讓妳講，妳會不開心嗎？」

「看情況，我不一定會表達出來，但不開心是一定的。之後會用其他方式讓他們知道。」

「很好，我們不是要去批評對錯，不過可以知道的是：一，如果我們說話沒被聽見，我們會想要大聲一點，又沒被聽見可能會再大聲一點，希望自己被聽見。二，如果我們想要說話，但有人一直阻止我們說話，我們會不開心。不一定會當場表示出來，但可能會在其他場合讓人家知道。沒錯吧？」我重新整理思雅的回答，以便表達我接下來想說的話。

「大致上是這樣，雖然我不一定會表現出來，不過內心的情緒應該是這樣沒錯。」

「很好，那我們就來猜猜，如果我們的part就跟我們一樣，想講話時都被妳阻止，不管妳是用轉移注意力，或攻擊自己用痛覺強制把意識拉回來，反正就是阻止他們說話或不聽他們說話，妳覺得他們會怎樣？」

「……我覺得他們會很不爽。」思雅陷入沉默，思考了一陣子才說。

「沒錯，他們一定會很不爽。既然不爽妳了，幹嘛跟妳合作。」我順勢繼續說道。

「可是……」思雅欲言又止。

「妳覺得這樣會造成妳生活的困擾？覺得我幹嘛跟他合作，對嗎？」我猜了一下思雅的想法，而不是等她自己說出來。

「沒錯……確實造成我困擾，我為什麼要跟他們合作……我不想。」思雅又低下頭。

「沒關係，慢慢來。我來講一個故事，這是國外心理學家提出的說法，我把它修正成比較好懂的方式，妳聽聽看。」我拿出一張紙，先畫一個大圓圈，接著在圓圈內畫了一個橢圓形，以及幾個大小不等的小圓圈，「看到外面這個最大的圓圈嗎？我們假設這是妳的整個人，代表妳整個人，就是坐在這裡的妳。」

思雅點點頭。

「好，那我們仔細看看，大圓圈裡面有一個橢圓形，妳把它想像成日常生活的妳，要負責工作賺錢、和老闆客戶應對溝通、賺錢繳房租，偶爾和朋友聚會、煮菜、吃東西等等，就是負責日常生活以及瑣事的妳。」我手指著大圓圈內的橢圓形。

「嗯……可以理解。」

「好，想像一下坐在這裡跟我講話的妳，就是這個『橢圓形part』。接下來看其他這些小圈，可以想像它們是不同part，或是把它們想像成是最外面的大圈所分出來的part好了。假設，不論是橢圓形或是其他part，大家全部共用一個身體與大腦，就是外面最大的圈圈。大部分時候出現的是橢圓part，也就是管理日常生活的part，維持基本生活機能像是吃飯、工作、睡覺之類。只有某些特定時候這些小圈圈part才出現。這樣可以懂嗎？」

我用手比劃著這些大小不同的圓圈，盼思雅可以理解我想要表達的。

「你的意思是說，最外面的大圈圈是我們共用的身體跟大腦，然後平時是橢圓part在工作，遇到特殊狀況其他part才會出現，是這樣嗎？」思雅稍微皺了一下眉頭，似乎還在吸收這個說法。

「大致上是這個意思沒錯。」

「那其他小圈圈part什麼時候才會出現，我可以控制他們嗎？」思雅沒等我說完就拋出問題。

「好問題，這要問一下『他們』。」

「『他們』？什麼意思？」思雅有點吃驚。

「我們回來看這張圖。再想像一下，這些小圈圈part，就跟橢圓的日常part一樣，很有自我主張。橢圓形有自己的想法、感受、行動模式，妳在生活、工作、和朋友聚會時都有基本的個性與行為模式，這些part也一樣。比如說，去買東西看到有人插隊時，日常part可能會覺得討厭，但不想起爭執，思考過後想說避免紛爭，就算了，不做任何反應。」

「對啊，我就是這樣的人。有時候會生氣，但想想算了。不知道對方是誰，還是少惹麻煩好了。」

「沒錯，就是這樣！現在，想像每個part都會對這個插隊事件有自己的想法、感受與行為模式。以插隊的例子來說，他們可能內心會有一瞬間想要衝過去罵或打插隊的人，但考量現實情況之後選擇壓抑下來。因為只有一個身體，就算內心有很多想法出現，生氣、可憐，或是瞧不起對方，但最後只會表現出一個具體行為。一般來說，我們會在一瞬間考量完所有利弊得失，然後做出所有參與討論的part都可以接受的決定，因為有的part不care這個議題或是在睡覺不參與討論。到這邊還OK嗎？」到這邊開始有點複雜，我擔心思雅跟不上了。

「嗯，我確實常因為一些事出現各種感覺。最後只能選一個符合社會期許的行為，把其他的都壓抑下來。可是……要怎麼決定哪個行為會出現？如果我不能控制怎麼辦？像是插隊這件事，每個part如果都有自己的想法，那不是很混亂嗎？」

「沒錯，其實世上每個人都有這些part，只是大家的part都長得不一樣，取決於自己的成長背景。一般心理困擾不嚴重的人，比較容易整合不同part的感受，迅速做出合適的決定。但童年經驗或成長背景不順遂的人則容易被特定的part綁架，這跟大腦發展有關，今天先不多講。簡單來說，有心理困擾的人的各個part比較容易被刺激而有動作。例如我們常在新聞中看到，有人被瞄了一眼，就懷疑對方瞧不起他，跑去打對方。

「對啊，新聞常會報說誰被瞄了一眼，就跑去砍對方。我都想說有這麼嚴重嗎？」

「這就跟妳一開始諮商時跟我說的，妳很在意客戶或老闆說的話或眼神，同事們卻都說『妳想太多』一樣。妳可以想像，這人只是被瞄了一眼，他體內有個part卻覺得被瞧不起、被羞辱了，要攻擊對方來保護自己。這個怕被羞辱的part太敏感，很容易對外界刺激有反應。他的橢圓日常part還來不及反應或是控制能力太弱，敏感的part就控制住身體衝出去攻擊對方。因為有些人的腦子很混亂，不容易整合出合適的想法與行為，所以常會被其他part一瞬間控制住，等到打完人了才後悔。事後周遭的朋友也不會相信他是真心後悔，繼而常被誤會。」

「我懂那種被誤會的感覺，總覺得不知道怎麼解釋……唉，解釋了也沒人聽得懂。」

「確實一般人很難理解妳發生了什麼。而且當part太敏感，大腦經常一瞬間湧入過多訊息，腦部就會混亂。妳常有這種感覺吧？」

「啊……沒錯……這樣……我……」思雅雙手摀住嘴，睜大眼睛看著我，眼神中流露出已經知道自己發生什麼事的訊息。

「如果我沒猜錯，妳應該懂了一點我想說的。日常part與其他part彼此影響，會讓妳的頭腦很混亂，像是一間大家都在說話的會議室，你一言我一語，誰搶到麥克風，誰就可以對身體發號司令。」只見思雅放下雙手，慢慢地點頭。

「就是這種混亂感嗎？同時很生氣、很沮喪、想跑走，這些想法會一瞬間一湧而上。我一直不知道自己怎麼了，」思雅說著說著，眼眶泛紅了，「每次有人對我說了些什麼或是批評我，頭腦就脹起來，一瞬間好多感覺一起出現。有時會突然當機或生氣，或轉頭就逃離現場了。我也不曉得，只是被唸兩句有需要那麼生氣嗎？而且幹嘛要跑走？事後常覺得反應過度，但當下我真的不知道自己在幹嘛。」她的聲音也哽咽了。

「我知道……」我稍微安慰一下她，繼續說：「我們回來看圖。我們只有一個身體，所以只會有一個行為出現，平常都是『妳，張思雅』在行動。妳就把現在坐在這裡的自己當成橢圓形日常part，是妳在過日常生活，工作、社交、繳房租，其他part跟著妳一起生活。在做這些瑣事的時候，不會有太多刺激，各part相安無事。但如果出現了刺激源，不論是家裡、工作或是與朋友的摩擦，當刺激源大到一個程度，讓part覺得妳有危險時，他們就會出來以『他們自己的方式來減少妳所面對的威脅』。大家都用『自己認為好的方法』來減少威脅，當然就會出現混亂。以剛才那個被瞄一眼就打人的例子來說，某part覺察到威脅，要衝出來行動以減少威脅，但他的方法是去打對方。part本意是好的，想減少威脅，但做出的行為反而對整個人、整個大圈圈造成困擾。各part都是為了幫助這個大圈圈，也就是『妳，張思雅』而存在，只不過他們各自為政，只管當下解決困擾，沒有顧全大局。當大家都有自己的主張，卻沒有規則可以依循，就會像沒有紅綠燈的十字路口一樣，亂成一團。」一口氣講完複雜的觀念，我真的盡力了。

「嗯，目前還算清楚。就是刺激源不大，我日常可以好好生活。刺激源太大，他們就會各有各的想法，亂成一團。」思雅冷靜下來，現在換成她在幫我們摘要整理了。

「沒錯，妳越來越了解了。妳吸收這些東西很快，滿厲害的。」對於思雅可以聽懂我剛剛那又臭又長的理論，我既開心又訝異，心想這樣後續治療應該會順手一點。

「開始諮商後，我會看一些心理學的文章、書籍，裡面有些觀念滿類似的，所以我比較聽得懂。」

「太棒了，那我繼續說，其實一般人都有這些part，每個人在成長過程中心理都會受傷，形成心理創傷。心理創傷容易造成『解離』，妳可以把『解離』想像成過去回憶沒來由的閃現，或是被老闆罵時回想起父母親罵妳的感覺，就是一瞬間沒有待在此時此刻，思緒從現實跑掉的狀態。我們可以把『解離』當成動詞，也可以當成名詞。當心理創傷嚴重到若干程度，會解離出這些part。創傷有大有小、每個人都有，不需要太害怕。創傷小的話，part影響力就小，較不會因為小小刺激而有劇烈反應，或控取得身體控制權，頂多就是情緒起伏比較多。」

思雅像是學生在上課般，很認真地點頭回應我。知道她聽得懂，讓我可以更放心說下去。

「例如一個人如果小學時常被老師打，長大後看見老師體罰學生的新聞，可能會比一般人更憤慨或更害怕、更傷心，但不至於影響太多生活，或出現part控制住身體的情形。」我換個生活化的例子再解釋一次，因為這概念對日後治療很重要。

「嗯……所以小創傷出現的part力量就比較小吧！」

「要這樣說也可以。反之，創傷很大時，解離出來的part力量就會比較強、甚至衍生出獨立不受控制的情況。」

「也就是說創傷會產生這些part。然後part力量太大可能會控制住身體或大腦思考，這樣沒錯吧！」思雅很認真地整理道。

「太厲害了！妳簡化得很好。那我接下去囉！所以我們有兩個問題要解決，一是如何增加自己對刺激源的忍受能力，讓自己漸漸能承受這些刺激。第二個問題是如何調節內心感受，以至於不亂成一團。」我喝了一口咖啡，剛講了太多話，嘴巴有點乾。利用喝咖啡的空檔，再把精神集中一點，畢竟今天的內容太學術，很多案主會霧嗄嗄。

喝完咖啡後，我再次拿起剛剛的圖，「我用一個不精確但是好懂的比喻來說好了。用打電動來比喻，假設妳的每個part都有自己的生命值，healthy point，簡稱HP。橢圓日常part預設HP100，其他每個part也都有自己的HP，可能有的是10、有的20或40。以前的妳，為了維持看起來正常的生活，會把各part表現出來干擾妳的聲音、想法給壓下去，不管是用意志力或是攻擊自己、打打自己的頭等方法，讓自己痛一下以回到現實。如果A part的HP有10，橢圓形part就要相對浪費10個HP把他壓下去。若妳有A、B、C三個part，為了壓制他們，妳就需要耗費三倍的HP去壓制。全部壓制完，妳只剩30的HP。這時候妳就只能用30的HP去應付日常工作、整理家裡、社交等，這就是妳為什麼會這麼累的原因，因為妳只用30去過日常生活，其他體力都耗費在抑制part的反應上。」

「感覺好像懂，又好像不懂。」思雅稍稍點了頭，過幾秒又搖搖頭。

「沒關係，這本來就很複雜。我再舉一個例子，假設現在在考試，教室出現妳很怕的老鼠，牠在教室跑來跑去，但妳只能繼續考試，因此必須一邊壓抑害怕，一邊考試。想當然耳專心程度就會下降，表現會變差。」

「所以一邊壓抑強烈情緒時，就無法好好做事，這個我懂。」她點點頭。

「同理可證，妳一邊要花很大力氣壓抑住某些想法或情緒，一邊要生活工作，表現就一定會差。HP就會下降。」看思雅大概懂了，我也就放心了。

「你可以繼續說。」

「我們回到HP的假設。剛剛說的HP並不是一個固定值，如果妳心情好、身體健康、吃得好、睡得飽，可能是100。但是今天如果妳胃痛、生理期、失眠、宿醉等等，光是生理因素就可能造成橢圓日常的HP下降，就像身體不舒服時容易發脾氣一樣。又如公司有重要的案子，或家人生病，外界因素也會影響我們的心情，連帶造成HP下降。所以日常的HP會隨著生理、心理、內外環境而變化，其他part也是，大家都像有生命的有機體一樣。有時part們覺得比較舒服，就比較不會跑出來干擾。有時被刺激得比較多，對日常的干擾就會變多。」

「大致上了解，所以我接下來要怎麼做呢？」思雅皺著眉，一直很想知道該怎麼做。

「我們之後要跟各part溝通，但是在此之前先摘要一下，剛剛講了一大串，訊息量太大了。所以一，我們每個人都有這些part，他們是遇到創傷後解離出來的。二，包含橢圓形的日常，所有part都有自己的HP，HP隨時會變化。目前這樣妳理解嗎？」

「可以，那溝通呢？我們要怎麼溝通？」思雅急躁地問道。

「關於溝通，是有一些方法。妳看過多重人格的小說或電影嗎？」我心想理論總算結束了，接下來要講得輕鬆一點。

「看過一些，不過沒太多印象。」

「沒關係，重點是，這些故事都有一個共通點，那就是當主角遇到危險或困難時，part會切換成不同狀態來協助主角度過難關。」原本想利用電影或小說的劇情來講解如何與part溝通，但又得跟案主的生活經驗結合，效果才會好。

「嗯……大概懂。」思雅猶豫地點點頭。

「好，我記得妳是日文系的，妳喜歡看日本動漫嗎？」看見思雅那種既確定又不太確定的點頭後，我決定再換個例子。

「喜歡，我偶爾也兼差翻譯和做字幕組工作，日本動漫我比較熟。」談到自己有興趣的東西，思雅睜大眼睛。

「那好，我們用日本動漫來解釋好了。動漫中常描寫主角體內寄宿著某些力量，在主角瀕死或遇到大挫折時跑出來幫主角解決危機，但一不小心就暴走、失控。危機雖然解除，但連帶可能毀壞村子啊，或誤傷同伴，總之會有一些副作用。於是主角在師父的帶領下修行，跟體內的力量互動，練習跟他們借取力量又不至於失控。最後他和這些力量有了良好互動後，就能去打大魔王。這類的劇情妳應該知道吧。」

「這些我就懂了。傳統熱血動漫都是這樣，九尾啊、兩面啊，一堆奇奇怪怪的東西寄宿在主角體內，最後一起合作的故事。」

「沒錯！！就是這種故事。妳可以想像各個part就是妳體內的力量，妳遇到困難時他們就出來幫妳解決。如同動漫故事的前半段，這些看似解決困境的行動其實多半搞砸了妳的真實生活。直到故事中段，主角開始和這些力量溝通合作後，才產生合而為一的強大力量。」看來這個例子有講到日文系的思雅心裡。

「這例子比較好懂！所以要怎麼做啊！？」思雅又一次詢問，可見她心裡的焦急。

「好問題！妳看的漫畫都怎麼做呢？」面對再一次的詢問，我放慢腳步，不能太急。

「跟他們好好互動？」

「沒錯！就是這樣，跟他們互動與對話，是整合的第一步。當然不是要妳真的說出話來，這很奇怪。我們要在內心跟他們互動。」

思雅臉色一暗，「……無法，」她沉默了好一陣子才開口，「我其實很討厭他們，他們讓我生活一團亂。」

「沒關係，這本來就不簡單。我們慢慢來，今天的資訊量很多了，我們先到這裡，之後再來解釋要如何與他們互動。妳能懂今天的內容就已經很棒了。其他的我們下次再聊。」抗拒與自己的part好好互動，是很常見的反應。這其實也是思雅問我那麼多次要怎麼做，我卻沒立刻正面回應的原因。

「好，我頭有點痛，我擔心今天回去又跟上次一樣痛好幾天。希望下次可以找到方法。」思雅露出了一種不願意卻無奈的表情。

「妳只要記得，今天認識了自己與part的互動方式，就已經很棒了。這事急不來，其他的我們下次再聊就可以了。」我鼓勵了一下思雅，才結束今天的談話。

❀ ✿ ❀

送思雅離開諮商室後，我關上門，調暗燈光，開啟那不知該從何開始的諮商後沉澱時間。

不論當天與思雅的進展如何，我都需要獨處來消化一下。今天雖然不像上次那樣進入與K對話的Zone的流動狀態，然而一邊解釋part成因、一邊觀察對方的吸收程度，同時還得想像所有part都在聽，就足以令人能量耗盡了。

坐回沙發上，拿起早上買的變涼的咖啡喝了一口，咖啡湧入喉嚨所散發的酸澀感讓我稍稍回到現實。

「有夠難喝……」但需要提神的我還是一口氣將它喝完。放涼後的咖啡，什麼日曬、水洗，都只比超商咖啡好一點。

「唉……好像有點情緒低落……damn……」喝完咖啡不久後，我覺察到最近接完案慣性出現的低落情緒。身體像是披了數件大衣般沉重，扭動僵硬的脖子時還隱約聽見後頸發出喀喀聲。

我整個人仰躺在沙發上，閉上眼睛感受這心理師的職業傷害。與同業聊天時，我發現大家都會被案主的情緒所干擾，因此每個人都用各自的方式來自我保護，不論是增加旅遊的品質與頻率，或進修充電、做瑜珈、健身以增加身心素質，心理師們都花很多時間照顧自己。

然而，這談話後襲來的低潮，依然如同憂鬱症那隻black dog，無時無刻地刻蝕著心理師的心智。莫名的低潮、憂鬱、無力，並未隨著案主的離開而消失。

只能自己想辦法與這black dog般的迷霧對抗，直到退休的那一天。

第 5 章

回憶與祕密之間

思雅的第三個回憶

「媽媽！媽媽！！妳看妳看～這是我們班上5號寫給我的信喔！他說很想跟我當朋友，下次換位置的時候想要坐我旁邊。」小學三年級的思雅，開心地拿著信跟媽媽分享今天在學校發生的事。

媽媽伸手接過信，故意大聲唸出來：「『張思雅妳好，我是5號廖冠廷。妳很漂亮，我喜歡妳，希望下次換位置，老師可以讓我坐在妳旁邊。妳數學不好，可是國語很棒，坐在妳旁邊之後，我們就可以一起唸國語。』哈哈哈哈，怎麼可能有人寫信給妳，是妳叫他寫的嗎？」

媽媽笑得差點岔氣，順手把信貼在冰箱門上，「爸爸、哥哥你們快來看，有人寫情書給思雅唷！有人喜歡她啦！快來看，快來看～我們家女兒有人喜歡啦！」爸爸跟哥哥笑完，媽媽就開始打電話跟親戚朋友說這件事，一個接著一個，媽媽一整個晚上將思雅的故事說了一遍又一遍。

睡前，媽媽把啜泣的思雅叫過來：「妳哭什麼哭！整個晚上都在哭，這麼愛哭，所以我說那個叫什麼冠廷的，不可能喜歡妳，妳懂嗎？」

啜泣的思雅也不知道自己為什麼哭，面對媽媽的質問只能一直哽咽下去：「嗚……嗚……嗚……」

看著思雅一直哭，媽媽有點不耐煩了，一把抓起思雅的右手，瞪大眼睛：「看著我，不准哭了。愛哭的小孩是沒有爸媽愛的，懂嗎？沒有人愛的孩子會被關在狗狗的籠子裡喔！」

聽見要關籠子，思雅強忍住顫抖，用力咬住下顎，避免再次發出哭聲。突然強忍住哭泣，只見思雅緊緊閉起嘴，臉部肌肉因用力而扭曲，但肩膀與上半身還是不由自主地抽動著。

媽媽得意笑著：「很好，這樣才是我可愛的小雅喔。媽媽最愛妳了，來，抱一個。」說完一把將僵直的思雅抱入懷裡。「小雅要知道喔，這世界只有爸爸、媽媽愛妳，其他人都會騙妳喔。來跟我說一遍：『5號廖冠廷在騙我，除了爸爸、媽媽之外，沒有人會喜歡我，我很醜、很胖、沒有人會喜歡我。』」

忍住哭泣的思雅身體依然抽動著，她不知道為什麼，就是不想跟著說，只是默默顫抖。

「我的小雅沒聽見嗎？媽媽不喜歡再說一次喔，把我剛剛說的話再說一遍。」媽媽溫柔的聲音伴隨著越來越用力的擁抱，對思雅來說媽媽過大的雙臂，整個緊緊地把她束住，越來越用力、越來越用力。

「5……5號……廖冠廷在騙我……除……了爸爸、媽媽之外，沒有人會喜歡我……我很醜、很胖……沒有人……會喜歡我……」花了很久的時間，思雅才把這段話說完。

「很好，」媽媽親了一下思雅的額頭。「我的思雅最乖了，媽媽最愛妳了。」

說完後，她拿起思雅的信，撕成紙屑還給思雅，「明天就把這還給那個什麼5號的，懂嗎？」說完媽媽就走回房間，留下思雅一個人在客廳。

「我很醜……很胖……沒有人會喜歡我……我很醜……很胖……沒有人會喜歡我……我很……」獨自留在客廳的思雅流下安靜的眼淚，不停覆誦著。

思雅的第五個回憶

「嗚嗚~媽媽，今天班上的陳尚仁拿板擦丟我！」小學六年級的思雅，一回到家就對媽媽哭訴。

「呵呵，他有沒有說為什麼拿板擦丟妳啊？」媽媽一邊摸著思雅的頭，一邊笑著問她。

「嗚嗚~沒有，丟完後就跑走了，我要去告訴老師。老師叫我下次不要跟他玩了，我明明沒有跟他玩啊。嗚嗚~~」

「這樣啊，很好喔。記得喔，不要亂跟同學玩，尤其是男同學。他們不會喜歡妳的，只會欺負妳。記得媽媽說過嗎？一定是妳長得太醜、太胖，人家才會欺負妳。像媽媽小時候啊，大家都很喜歡媽媽唷。所以我有很多朋友，下課大家都來找我玩。因為媽媽小時候長得漂亮、成績又好，人緣好。但是妳不是，要學會保護自己。知道嗎？」媽媽得意地笑著說。

「……」思雅低頭不語。

「咦？我們的思雅是不是忘了說什麼了？」

「……媽媽長得漂亮人緣很好，我長得很醜、很胖，不會有人喜歡我。」

「很好，我們思雅最乖了。這是妳唯一的優點，要好好保持喔，不要讓媽媽失望。媽媽先去忙了。」媽媽說完後回到了自己房間。

「我很醜、很胖……不會有人喜歡我……我很醜、很胖……不會有人喜歡我……我很醜、很胖……不會有人喜歡我……。」再一次，思雅獨自一人覆誦著這句話。

「我很醜、很胖……不會有人喜歡我……我很醜、很胖……不會有人喜歡

「我……我很醜、很胖……不會有人喜歡我……我不醜、不胖的話就會有人喜歡我了……我不醜、不胖的話就會有人喜歡我了，只要不醜、不胖，就可以讓人喜歡我們了……」

在反覆說著的同時，為了讓別人喜歡上自己，K與美恩就在思雅不知道的情況下越發成熟了。

✽ ✽ ✽

「妳剛剛講的這兩個回憶，雖然之前妳已經寫給我看過，但我第一次聽到這麼完整。和之前看到文字不同，今天聽完感覺好痛……這不是小學生可以接受的。」

太多父母把小孩當成自己的附屬物，想怎麼對待就怎麼對待，卻不知孩子不是物品，一旦受傷，就難以修復。我心裡微微哽咽告訴思雅，這不應該發生在一個小學生身上。身為心理師的我，聽了很多別人人生的故事，讓我對於別人故事很有畫面感。我很容易想像故事當時的場景與人物的感受，深刻體會到思雅當時交織的矛盾、不甘心、被否定，在擔心被關起來的同時，又想要媽媽的愛那些複雜的情緒。

「嗯……其實我並不記得那麼多，只記得零零碎碎的片段，是有天醒來發現手機裡有寫一些東西，看完了才拼拼湊湊想起了這些，印象還是有點模糊。像以前一直以為信是當場被我媽撕掉，後來才想起來撕掉前，她還拿著信到處跟人說笑。常聽人說記憶力是不可靠的……果然是真的。」思雅兩手十指緊扣放在大腿膝蓋間，低頭說。

「真的辛苦妳了。妳知道手機裡這些字是誰寫的嗎？」

「我不知道，應該不是我寫的，醒來就發現手機上有這些訊息了。我照著你上次說的，告訴自己要接受人都有不同的part，還有他們是為了幫助我而存在，可是真的很困難。我有努力試著找出可以感謝他們的地方，有時候會在心裡讓他們知道，我謝謝他們，就像漫畫中主角與九尾對話一樣。還有，我告訴他們如果有想要讓我知道的，可以跟我說。然後……有一天我醒來，就發現手機裡出現這些，署名『K & 美恩』。所以應該是兩個人寫的吧，我有一種感覺是她們在說：『妳終於看見我們了。』」

「我們非常感謝K與美恩願意讓我們知道這些記憶，因為妳們共用一個身體，相信她們可以透過妳的耳朵聽見這些感謝，真的很謝謝她們。」我再次以這些part也聽得見我說話的口吻來回覆思雅。

「嗯……雖然還是有點難，我會慢慢練習和她們互動。」

「好的，今天差不多是我們第二十次諮商，有什麼是妳比較想談的嗎？」雖然思雅有DID症狀，我還是會先尊重案主，確認她們有沒有特別需要先談的東西。

「嗯……是……關於男朋友的問題。」思雅看起來似乎難以啟齒，思考了約三十秒後才回答。

「嗯嗯，這問題很好啊，發生什麼事了嗎？」之前談part、談解離花了我們不少時間，這才發現我們還真沒有了解過她男友的問題。

「我和男友交往半年，但我有一點點不確定要不要讓他知道我的問題。」

「這是個好問題，我想先確認一下，妳以前也交過男友，雖然那時妳還不確定有其他part，但意識會斷斷續續，他們知道嗎？妳是怎麼和之前男友們相處的？」在回答思雅之前，我反倒比較好奇她這樣的情形要如何與男友相處。

「我想想……前前任比較複雜，他是我大學同學，我們大一就認識了。有次同組做報告，某天他就以男友的方式跟我相處，說我們昨天在一起了。但其實我沒印象我同意跟他交往，可是想說……他說得很肯定，說我在淡水老街的義大利麵店答應當他女友的。我確定有去過那間麵店和他吃飯，可是不太有印象答應交往。但他很肯定，我覺得如果跟他說我不記得了會很沒禮貌，就交往了。嗯……我知道這樣很奇怪，可是我也不知道要怎麼回應他。」思雅有點難為情地說。

「嗯嗯，感覺妳很善良，不願意讓別人受傷。然後呢？」看似荒唐的劇情，但發生在思雅身上我不訝異。

「他後來覺得我交往時不太用心，約定好的事情，比如哪天要去哪裡玩、情人節要幹嘛我都會忘記，打電話也常常找不到我。我跟他說我注意力有點不集中、常恍神所以才會這樣，他無法接受。整個交往過程中，我一直告訴他我記性不太好，很多事我根本沒印象。但他不能接受我以記性不好為理由常爽約，或忘記約定的事，覺得我在感情上不用心。後來拖了一陣子就分手了。」

「嗯嗯，我了解了。現在把這些線索連起來，可以發現或許妳那時候已經解離了，其他part跑出來，讓記憶有破碎不連續感。不過要大學的妳或男友意識到這些太難了，我想你們都受傷了。」我摘要了一下剛剛的劇情。

「其實我還好，我真的不知道為什麼會和他在一起，也不是真的很喜歡他。但我難過的是他覺得我不用心，離開我。好奇怪……我知道自己沒有很喜歡他，但不能接受他離開我。他的離開讓我好痛。我沒有喜歡他，只是不能接受他離開。」

「因為對方的離開讓自己覺得被遺棄嗎？」

「嗯……不知道為什麼，我就是不能接受他離開我。」思雅眼眶泛紅。

「真的辛苦妳了，那第二段感情呢？」我知道現在思雅有點陷入不想被遺棄的情緒裡，理論上應該要好好處理。但這不是我今天的目的，今天要先確認她過去談戀愛的狀況。我溫和地中斷第一段戀情的話題，直接跳到第二段戀情，自己也覺得這樣轉換話題有點冷血。持續談論第一段戀情的點滴，確實可以接住思雅的情緒，但我選擇不這麼做。諮商室裡面，一切都是選擇，永遠的岔路、不確定終點的好壞。

「第二段是網路交友認識的，他主動來敲我。這次我有先跟他說我記憶力不好，常忘東忘西，如果可以接受再跟我交往。」

「妳有先幫他打預防針。交往還順利嗎？」網路交友……不知為何感覺不太妙。

「其實他人很好，第一任人也很好，他們都對我不錯，但我覺得……有點陌生。我不知道你會不會有這種感覺，就是你明明跟對方在一起，但好像很陌生……我無法肯定他是不是我男友、有沒有坐過他的車、是不是約會過？我知道我們相處的種種，但回憶起來好像是在電視上看到的一樣。比如說我們一起去過日本旅遊，但回想起來像是在看日本旅遊節目，而不是真的去過。唉……我不知道自己在說什麼。」

「一種不真實感吧，對於自己經歷的事彷彿在看電視劇。雖然我沒有親身經歷過，但我懂妳的意思。」

「唉……他也說過我很容易跟別人搞曖昧，讓別人來追我。我真的沒有，我連自己都顧不好了。他說有時我在他面前穿著很素，但網路上的打卡照又穿得很艷，也許是因為我們是在交友軟體認識的，他很沒安全感吧。他跟第一任不一樣，第一任是說我沒用心在他身上，第二任則是跟我們共同的朋友說，有時覺得我很熟悉，有時我的眼神又讓他覺得很陌生，無法理解我真正在想什麼。我在他們眼裡的評價應該都很差吧。」

「沒關係，我大概理解了，真的辛苦妳了。追溯來看，妳跟前任相處的狀況有些很像DID症狀。現在的關係中是不是也有相似的困擾？我們回到現在，現在的男友知道妳的狀況嗎？」沒錯，為了不讓她陷入回憶，我又把話題拉回當下，畢竟諮商時間有限。

「不知道，我也是諮商後才漸漸知道自己的問題，我以前都以為是記憶力不好或恍神。我和現在的男友大約今年初在一起的，之前不常見面所以還好，現在見面時間比較多，在猶豫要不要讓他知道。」

「嗯……我沒有正確的答案。一般來說，如果他知道後支持妳治療，穩定陪在妳身邊，對於治療是有幫助的。他可以幫妳記錄妳失去意識時的情景，也可以讓妳知道有人陪在身邊，這會讓緊張、焦慮的神經系統比較穩定，減少不必要的刺激。但這取決於男友知道後是否願意支持妳，又或者說……如果他知道之後離開妳，妳可以接受嗎？」其實我很討厭跟案主說這些話，彷彿在他們已經脆弱不堪的心臟中刺入一把尖刀。

「在一起之前我有跟他說，我在看身心科，來諮商也有讓他知道。他說沒關係，到現在為止也算是支持我。所以我覺得他應該可以接受……如果他知道我的問題後，真的要離開，我想我也可以接受，畢竟不能強迫別人和我這種人在一起。我只希望在諮商室之外，有人可以知道我的事，讓我可以說出來。我想問問你的看法。」

「我了解了，我只能說有人可以支持妳會有助於治療，目前我不確定男友知道後能不能成為妳的支持系統。因為你們比較熟，可能需要想一下。但如果留下或離開妳都能接受，那思考的關鍵就變成有講、沒講哪個妳比較舒服，心裡比較好受、踏實，然後選擇妳覺得舒適踏實的答案。」

「就是因為我想不出來，才希望你可以給我答案。為什麼你從來不給我答案？心理師都這樣嗎?」思雅罕見地激動起來。

「我想一下,」面對突如其來的質問與激動,我愣了一下,整理一下呼吸與思緒後才回應,「我可以給妳答案,但無法幫妳承擔結果。今天如果我給出的答案是錯的,妳會怨懟我。其實我比任何人都想給妳正確答案,但我真的不知道。」

「有時候我覺得你們心理師真的很討厭,但是又不能說你有錯。對,我請你給我答案是想要有人幫我做決定,把決定權交給別人比較輕鬆,只是這輕鬆不知道會有什麼結局。」思雅深吸一口氣,逐漸平靜下來。「我知道現在我不能接受男友離開我,如果你的答案導致他離開,或許我真的會怪你。」

「就算怪我也是正常的。我們都希望別人幫我們做出好的決定,但其實好的決定都是自己深思熟慮後才出現。所以我才無法給妳答案。」

「好老生常談,又無法反駁。」思雅苦笑起來,「抱歉剛剛一直逼你回應我,我想我現階段還是不要跟男友說好了,我現在明白我還沒有準備好。」

我微笑點頭。

「還有一件事……我最近吃了東西會吐,吃不太下。」

經思雅這麼一說,我才發現,她最近看起來真的瘦了,也比較沒精神。仔細回想起來，前幾次見面時就隱約感覺到瘦了。當時以為她在減肥。

「我也覺得妳瘦了，我一開始還以為妳在減肥。」

「沒有啦，我沒有在減肥。就是單純吃不下，吃了會想吐。我去看腸胃科，醫生說沒有問題。可能天氣太熱、胃口不好，要我多注意。」

「我冒昧問一下，妳之前身高體重大約多少？現在約多少？」超尷尬，因為我是男性心理師，在諮商室裡要避免詢問女性案主的身體樣貌，我擔心會讓案主產生一種心理師對她有興趣的隱微氛圍。其實我有發現思雅最近瘦了，但內心覺得還是要有分寸，就一直沒提。

「我嗎？之前大概一六〇公分、五十二公斤，現在約四十八公斤。我沒有特地節食，就是慢慢吃不太下……或是吃了又吐出來。但我沒有懷孕，你放心。」她似乎想要解釋什麼似的補充了最後一句。

「我了解了，妳沒有懷孕。這樣吃不下大概多久了？」我簡單地回應一下懷孕問題，我看得出思雅說這些時也很尷尬，所以簡單帶過就好。

「應該有一個多月了，現在是八月初。應該五、六月就漸漸這樣了……一開始沒這麼嚴重，越來越吃不下。我現在是喝流質食物或能量果凍比較多，偶爾逼自己吃一下東西，有時可以吃得下、有時會吐。」

「妳現在身體還好嗎？我擔心妳沒吃東西身體撐不住。」

「體力比較差，但醫生說腸胃沒問題。」

「柯醫師知道嗎？」

「我沒跟他說，怕他覺得我小題大作，或是覺得天氣熱很正常。」思雅搖搖頭。

「我記得妳是後天回診，回診時讓柯醫師知道一下。從哪時候開始、吃完東西的感覺、想吐的感覺，都讓他知道一下。雖然不確定是不是心理因素，但讓他知道一下比較保險。」我的習慣是，如果個案有生理改變，一切都先讓醫生知道比較保險。

「嗯。」

「今天到下次諮商前，先幫我記錄吃東西之前的感受，以及想吐的感受，還有柯醫師有沒有說什麼，然後我們下次討論。是不是心理因素，還要再看看。」

❀ ✿ ❀

結束諮商，我沒有像往常一樣在諮商室裡多待一會，而是拿了包包迅速離開診所，跳上捷運趕往忠孝復興站。今天志雄來台北看他哥哥，晚上我們約在Bar見面。才剛走進店就看見志雄在包廂裡跟我揮手：「這裡！這裡！！」

「要不是你，我平常不會訂包廂的。來調酒吧，就是坐要在吧檯跟bartender喇賽啊！先點一杯吧。」志雄咬著old fashion的吸管說。

我放下菜單，走出包廂向bartender點了Gin Tonic加苦瓜、酥炸雞翅跟墨西哥玉米餅。回到包廂，劈頭就跟志雄說：「你這大忙人！平常新竹台北來來去去，也不會約我出來，今天特地找我感覺別有用意喔。」

「哎呀~別這樣說啦！我忙碌之餘還是想關心一下你上次的案子做得如何呀。」

「你說思雅？」

「對對對，她叫思雅。你上次來找我後這案子我就一直放心上，畢竟這是我們家艾迪重新振作後的第一個棘手案子。」志雄邊說邊用吸管戳泡在酒裡的櫻桃，戳個不停。

「少來，我怎麼不知道你這麼關心我。你嘴巴上這樣說，眼睛裡可是很認真在戳櫻桃。」

「哎呀~別這樣。」志雄抬起頭來瞄我一眼，「如果我誠懇看著你說：『艾迪，我真的很關心你，你還好嗎？』這樣你受得了嗎？」

「呃……也是，你還是一邊戳你的櫻桃一邊跟我講話我比較習慣。」我想像志雄誠懇的臉，不禁打了一下冷顫。或許志雄這看似漫不經心的問候，是為我的量身訂做的關心。

「所以你是擔心我hold不住？」

「倒也不是，就是單純想要關懷你一下，畢竟你剛重出江湖。」

「喂喂喂……我只是前陣子不接新案而已，不要講得我好像頹廢幾年了一樣。我還ＯＫ好嗎？」

「你還可以就好，畢竟一開始接的案子就是ＤＩＤ嘛。這種類型的案子，一般心理師不常遇到，或者遇到了沒辨識出來，有些案主還會隱藏自己有其他part的訊息，不知道是沒機會說、怕被說中邪了，或是慣性習慣隱藏……總之各有各的理由。」

「也是。」

「所以囉，你剛恢復接案福袋就抽中大獎，再忙我還是陪你喝杯咖……喔不~是喝杯酒。」

「這廣告梗都多老了，老人味都飄出來了。話說回來，志雄，你覺得ＤＩＤ為什麼難處理？」

「你不是之前還問我意見，怎麼現在就變成考我？你是不是遇到困難了？」

「倒也沒有，因為我發現我好像沒有問過你這問題。反正今天就隨便聊嘛。除了討論思雅問題，聊聊天就當下酒菜。」

「我自己的看法啦，如果是新手會很怕，害怕跟其他part接觸。受到電視、媒體影響，連新手心理師都會帶著恐懼面對ＤＩＤ，不知道要跟part說什麼、擔心被攻擊、怕抓不到治療目標，越談越心虛，最後不是案主跑掉了就是自己信心崩潰。更別說有些新手連part的概念都沒有，遑論治療了。」

「嗯……我前幾年也是有類似的問題，那我好奇，老手呢？」

「老手喔……卡在過於急躁吧，有時案主創傷太大，不是幾次諮商可以搞定的。就算是老手也容易陷入急躁裡，偏偏ＤＩＤ的治療就是要耐心，耐心針對創傷治療、耐心與part溝通。有時一急，什麼都忘了……你到底問這幹嘛？講到我的冰塊都要融了。」

「我在觀察我這次回來，是不是有什麼地方生疏了。」

「所以我才說你遇到什麼問題了嗎？治療不順？」

「其實沒有，是沒有到順風順水，但真要說很不順，也不至於。我之前會休息一下也是對心理治療有些疑惑，所以才想問你。ＤＩＤ治療當然重要，但我同時在思考，心理治療的本質是什麼？」

「哇，這問題可能要聊三天喔，是個好問題、大哉問。」

「也是……」我抬了抬眉毛，也認為自己問得太籠統了。

「其實，也不是沒有答案啦，只是每人的答案都略微不同。就我來說好了，為什麼我喜歡喝老派的old fashion，就算店家有很多新穎的調酒，我多半一開始還是會選基礎的classic。只用簡單的威士忌、苦精與糖來調酒，是最困難的。回到心理治療，心理師養成中最先學習的『同理與陪伴』對我來說是最重要的，懂嗎？艾迪～」志雄放下杯子，推了推小圓框眼鏡，突然間嚴肅了起來。

「……」我一邊思考，一邊等著他說下去。

「我重視的，就是這最基礎的同理與陪伴。以思雅來說，我相信你已經解釋過part都是為了思雅而存在，要好好促進思雅與part間的合作。技術面來說，這沒什麼問題，你是技術流的，這方面你懂得比我多。」在我思考的同時，志雄接著說。

「需要合作我跟思雅解釋過了，這是治療ＤＩＤ的第一要素。」

「接著問題就來了，為什麼？為什麼要跟把自己生活搞得一團糟的part合作？」

「啊……不合作的話，治療不下去啊。」我心想這什麼爛問題。

「所以我說就心理治療的本質……我們有些不同。人都不會想跟敵人合作，為了變好而與敵人虛與委蛇的合作是沒意義的。我不是說思雅目前的合作是假的，但她一定會有這些想法。是我的話，會把治療重點放在這裡。」

「我也懂啊，所以我在幫助思雅好好與他們合作。」

「我們不是要和敵人合作，我們是要和夥伴合作。說白話一點……你需要讓思雅真的覺得part是她的夥伴，他們是真的來幫忙的。」

「什麼意思？」我還是覺得有哪裡沒想通。

「差別在於敵人跟夥伴。我們需要真的讓思雅感受到part的感受。所謂的同理與陪伴不是單純告訴思雅『妳的part是為了幫助妳而存在，大家要好好相處喔』，而是要陪著她去感受。如果她還是無法和part互動，你要陪著思雅去接受這一切，再慢慢處理。」

「所以說我以前太一廂情願，太以為大家會合作了？」

「哈哈哈，一點點啦。我知道一起合作是治療ＤＩＤ的要素，但要記得如果沒有陪思雅去看見目前不想合作的感覺，這合作就只是表面的合作。若思雅內心有一點呼嚨，part會察覺、不會買單。慢慢來你就會知道了，多看見一點你的案主……不論是思雅或是任何人，就可以體會我在說什麼了。喝酒吧，冰塊都融化了。」

「好吧……喝酒吧。」我還在想夥伴與敵人的問題，確實思雅有說過無法合作一事，我沒有在那裡多花心思，看來是疏忽了。但既然志雄覺得說到這裡就好，我就不扮演纏著下班老師的不識趣學生了。

「你那杯什麼味道？」志雄有點好奇地瞧瞧我的杯子。

「跟人生一樣，看起來很清澈，入口卻很苦，喝下去是甜的！」說完一口氣喝完我的苦瓜酒。

「唷~大詩人！衝著你這句話，我也來一杯試試。我難得來台北，classic 嚐完後，試點新玩意也不錯。」說完志雄又點了一杯和我一樣的酒。

「不行，不行，你還是讓我 murmur 一下……我這幾天都睡不好。重新聽了思雅的回憶後，我胸有點悶，有些父母真的太過分了。」幾分鐘之後，我忍不住又多講了幾句。

「正常啊，我們的職業傷害，不用聽細節也知道一定令人難過，這聽多了容易不舒服。姑且就讓它們過去，每個人都有自己的人生……這不是冷血，是保護自己，小心陷入太深，容易有替代性創傷，把個案的創傷背負到自己心上。別看我吊兒啷噹，現在我也還是會這樣。你自己要保重……」

「哼……你都說成這樣了，我怎麼 murmur 得下去。」我感受到志雄拒絕聽這些細節，便拿著自己的杯子去碰了一下志雄的杯子。

「聊聊她的狀況可以，但今天不想聽故事細節。幾年前也聽過一些前輩因此提早退休，畢竟有些故事負能量太強，長期下來大家都受不了，我不是阻止你說，是認為今天你也要讓自己跳出來一點。」志雄接續道。

「也是，累積了太多確實會受不了，適時出來喝個酒、聊個天可能會活久一點。」我無奈地兩眼放空，一口氣把水杯裡的水喝完。

「話說回來，你看了最近的新聞嗎？」

「新聞？你是指最近隨機攻擊那件事嗎？」心理師就是這麼無聊，一直說不聊了，沒幾分鐘話題又繞回來心理問題。

「對啊，明明穩定就醫、接受治療時，那人都很穩定。搞不清楚狀況的家人竟然帶他去深山修行，整個停藥。結果不到半年就砍傷隨行家人，還跑下山攻擊路人，我看電視上犯人的精神科醫師一臉無奈……是說我也不知道直接採訪主治醫師有沒有違反新聞倫理或隱私問題就是了。」志雄說著將自己的冰水一飲而盡。

「看到這種新聞我們也都很無奈，每次都會被親朋好友逼問看法，煩都煩死了。你想說的是，有問題就該看醫生，聽醫生的建議治療，減少一些怪力亂神的行為吧？」

「沒錯，務實面對問題是重要的。我看到這新聞聯想到的就是思雅的案子。新聞上那個看起來應該不是ＤＩＤ，但一樣會在民眾心裡埋下精神疾病患者會攻擊人的種子，ＤＩＤ也常被人誤認是中邪，但這不是我要說的。我是想告訴你，若柯醫師也認為可能是ＤＩＤ，你就照你想的去處理。古今中外歷史上，ＤＩＤ很容易跟宗教神鬼搞混。我們心理師也是人，也有信仰，有的心理師會猶豫到底要相信科學診斷還是神鬼之說，然後自己就慌了。你是個有經驗的人，相信自己過去的治療經驗，該怎麼幫助思雅就去做，不要猶豫。記得我剛說的，帶點同理與陪伴。」志雄突然間轉向我，認真看著我說。

「我可能會回到創傷記憶的處理吧。你剛不是說不想講了，結果沒兩句講到新聞又扯回來。時間差不多了，我最後要來杯Gin Fizz結束這回合，你要嗎？」忍不住打了個呵欠，心想再點最後一杯就回家。

「我要Ramos Gin Fizz，不知道這裡有沒有？」

「差勁～想要逼死調酒師嗎，怎麼會想點這個？果汁、鮮奶油、蛋白一堆有的沒的，還要手搖十幾分鐘吧。我喝起來就像個可爾必思沙瓦。」聽到志雄突然點了杯這麼「搞剛」的酒，我精神又回來了。

「NO～NO～NO～Ramos Gin Fizz考驗的是bartender的功力與耐心。除了要加的食材很多，還要親手搖、不能偷吃步用機器，所有的細節都要到位，我認為這就是基本功。就跟我一開始喝的old fashion一樣，大家都知道怎麼做，但真要做得好，需要花點心思。」志雄搖搖手指。

「難怪你被稱為細節的惡魔，傳聞你過去督導的實習生都很想休學，我想不是謠言。倪老師以前也是這樣對你的嗎？算了，兩杯都點Ramos吧，要點就一次點完。」我會心一笑，這傢伙真的很老派。

❀ ✿ ❀

喝完最後一杯，我們就道別了。回家路上，微醺中略帶點頭痛，果然現在的年紀不能這樣喝了。

我提前一站下車，想走走路醒醒酒。台北的夏日夜晚，空氣還是悶熱，體內的酒精和口中餘韻舒緩了我的不耐，同時也帶來不適……喝酒就是矛盾啊。

散步時，志雄的話一直在我腦中盤旋。複雜的東西要做得好，基本功很重要，他是在提醒我對自己要有自信點，不要太急躁吧。年紀只比我大一點，思考卻這麼老練，我想他年輕時應該經歷過十分紮實的歷練，當然在我們這一行紮實多半等於痛苦。心理治療的基本功與心理治療的本質……？雖想趁今天好好思考，但胃裡酒精似乎開始發酵……有點頭暈了。突然手機的來電震動聲響起。

「喂~我要到家了。嗯……對啊，晚上跟志雄喝酒，今天聊得比較晚。……好……我會買牛奶跟雞蛋回去。先這樣……Bye bye。」

太太的電話把我拉回了現實，剛只顧著喝酒與聊天，現在才意識到最近把太多心思放在工作上，忽略她了。明明之前的半休息，她是那麼全心全意地支持，我卻一工作就把她忘了，是個失格的先生哪。我很感謝一路走來她都陪在我身邊，之後得好好陪陪人家才行。

打開家門，太太正在客廳做每晚例行的舒眠瑜伽。

「你回來啦~」看見我回來，太太趕忙收拾起瑜伽墊。

「沒關係，妳不用停下來，可以把瑜伽做完啊！」

「不行，我想要多點時間和你待在一起。」說著她很快捲好瑜伽墊、移回桌椅，把客廳恢復原狀。

「怎麼了嗎？」

「沒有啊，就很久沒有坐在一起好好講話了。」

「對耶，真的，好幾個月沒有這樣了。記得我們以前每天都花很多時間聊天，從賣場打折到選舉議題，什麼都可以聊。」我一屁股坐在沙發上，才知道今天有多累。

「對啊，我同事還問我說妳老公是心理師，上班講那麼多話了，下班後不會都不想說話嗎？我都回答不會啊，我老公超愛講話。哈哈～」收拾完後太太走回沙發，窩在我身邊。

「對啊，我喜歡跟妳聊天。待在妳身邊就覺得很舒服，不一定要說什麼正經事，隨便聊聊就很好。」

「重點是待在一起吧？」

「嗯。」沒錯，和她待在同個空間，會讓我感覺被陪伴、心情放鬆不少。

「我知道你最近很累，你工作的事我幫不上忙。所以只能多陪陪你，需要幫忙再讓我知道。」太太頭靠在我肩膀上，挽著我的手對我說。

「我知道，謝謝妳一直支持我，也支持我做這份工作。雖然有時候這工作會把我自己搞得很慘，也都很晚才回到家。」

「但我覺得你在社區診所工作比在學校開心啊！以前在學校雖然很穩定，但總覺得你不是很開心，也說不上來為什麼。反正你現在工作開心就好。」

「謝謝。」

「可以做喜歡的工作真好，像我就是擅長我的工作但不喜歡。所以你好好做吧，不要太累就好。」

「嗯，這次開始接新的案我會多注意一下自己的狀態。妳也是，不要嚇壞妳們家新人，『跟小陳說，不要用不知道當理由，都來半年了！』」我模仿了太太的工作口吻，「叭拉叭拉的，妳真的很悍耶！」

「上次講電話被你聽到啦！哈哈哈，有很悍嗎？還好吧，我急起來就這樣啊，我已經克制很多了，哈哈哈。」

「我知道妳克制很多了，就希望妳也要顧好自己而已。我要先去洗澡了，妳睏了就先睡吧。」

和太太小聊一下，精神與身體都輕鬆了不少。雖然是日常瑣事，沒什麼重點，但正是沒重點的閒聊，才讓我真正拋下案主的一切，徹底放鬆。

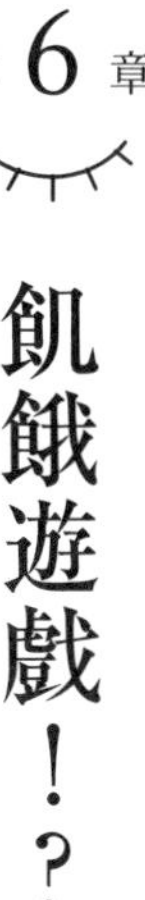

第6章 飢餓遊戲！？

從上回八月諮商完後，思雅就消失了。

時序匆匆進入九月。上次諮商，可說是有頭緒又沒頭緒，雖然確認ＤＩＤ這件事算是有進展，思雅的現實生活卻仍存在許多人際議題。今昔的困擾交雜在一起，常會讓治療陷入要先處理哪邊的困境。沒有對錯，往往只是選擇而已。

昨夜帶著這些思緒進入夢鄉，結果不同案主的諮商片段在夢裡交織出現，直到早晨陽光又從窗外把我曬醒。和往常一樣，當我睜開沉重的眼皮時，太太早已起床並拉開窗簾，宛如夏日的初秋太陽直闖東曬的房間，早上七點多遮光簾就抵擋不住陽光，直接灑落在床沿的空氣清淨機上。半夢半醒間，聽見客廳傳來「轟—轟—轟—」的咖啡機聲，膠囊咖啡機的聲響總是比香味來得快，有時身體還沒甦醒就先被咖啡機給惹惱了。「我也要一杯！」奮力穿透睡意大喊一聲後，打起精神拖著疲憊的身軀走到客廳。

「你昨晚睡不好喔～」太太喝著咖啡，一邊看著拖著沉重腳步、左右轉頭、強打起精神的我說。

「妳怎麼知道？腰痠背痛，沒睡飽。」我右手揉著脖子。

「你今天不是下午才有case嗎？那麼早起來幹嘛！昨天晚上聽見你磨牙了，大聲到好像是用石臼在磨東西，把我吵醒。你磨牙就是壓力大，結婚多久了我怎麼會不知道？」

「啊，又磨牙，很大聲嗎？」我懶懶地把咖啡端到沙發上回答。

「昨天那聲音，就算你今天跟我說你牙齒碎了我也不訝異，簡直像古時候磨豆漿的聲音一樣。我都不知道要不要搖醒你。待會記得吃鈣片。」

「磨豆漿的形容也太誇張了吧，妳就叫醒我吧，可能那時在做夢。」說完，我用舌頭滑了一下全部的牙齒，確認一下它們是否都安好。

「我說你啊，下了班就放鬆一點，休息的時候想這些，也幫不了來找你的人。多注意一點身體……下次會叫醒你，但我也不知道打擾你睡眠到底好不好。總之，你今天氣色很差，等等再回去補眠吧。」

「嗯，妳出去我幫妳鎖好門，我再去睡一下。」

「我說你啊，」已經把門打開的太太，突然「咔」一聲又關起門，轉過頭來面露愁容對我說：「雖然問你你也不會說，可是我真的……從今年初你就又回到以前的樣子，滿腦子想的都是工作，嘴巴上都說沒事。上次那件事也是，還是你弟私下問我你怎麼了，我才知道你的個案在網路上抱怨你，雖然那人只是抱怨而已，沒有其他動作。但你為什麼都不讓我知道呢？」

「我弟那大嘴巴，改天去罵罵他，沒事啦！」我笑了笑回答。

「你每次都這樣說，我不是要你跟我講工作的內容，我知道你不能講。我只是想知道你好不好。」太太邊說邊瞄了手錶一眼。

「快出門吧，妳要遲到了。這週六我們去吃個飯再好好聊聊吧，妳放心，妳老公我很強壯的。」

「我真的要遲到了，再說一句就好。我看你最近又把以前那什麼多種人格的書拿出來看，你應該是遇到困難的case了。我只想讓你知道，我們家還有我，你之前幾個月都不接新案我們還是活得好好的。你不用這麼拚命……好我要走了，Bye bye！」說完急急轉身出門，「碰！」的一聲把門關上了。

目送她出門後，我起身輕輕把門鎖上，心想是「多重人格」不是「多種人格」啦！算了，反正我也聽不懂她那些金融用語。我拿起剩下的半杯咖啡走進書房，樓下傳來車庫打開的聲音，然後是巨大的引擎聲，聽得出是她的車，這大踩油門的態勢，對，她真的要遲到了。以前大學認識她時，被那天真無邪的笑容所吸引，她整個人就是陽光與開朗。交往幾年後，有次無意間看到她在職場上開會的樣貌，瞥見那被她甩到地上的資料夾，加上強悍的語氣與表情，讓我懷疑這真的是我女友嗎！好險從交往到結婚，她很少以工作模式的態度跟我說話。婚前有一次她弟把我拉到角落跟我說我是天選之人，他姊從來沒有這麼溫柔對待一個人過。也因為太太工作上的可靠，讓我選擇沒有任何底薪的心理師工作時安心不少，雖然我也沒有真的入不敷出。總之，這週末還是好好跟她聊一下，不要讓她有多餘的擔心。

思考完太太的事，我也回到了工作模式。進房間一打開電腦，就跳出柯醫師的訊息：「吳心理師你好，進食問題我已經知道了。病人可以知覺自己目前的身材是正常的，有想吃東西的意願。目前暫且先不下厭食症診斷，未來不排除此診斷，需再觀察。以上。」

柯醫師的回覆依然簡短有力。哎呀，上次諮商完後壓根就忘了思雅進食問題，跟志雄聊天時也沒想到。好在思雅雖然一個月沒來諮商，不過有持續看柯醫師，也有和他提到吃不下這件事。之前把全副心力放在研究ＤＩＤ，竟忘了要留意她進食的情形。懊惱之餘，繼續思考柯醫師的訊息，確實，「典型」的厭食症有一個判斷準則，就是案主對自己的體重或身材知覺有障礙。意思是，明明外表已經很瘦了，內心卻還是覺得自己很胖。但思雅沒有這問題，她知道自己體重正常，是想吃東西但吃不下。如果下次見到她，進食狀況還是不理想，問題會變得很棘手，因為既不是腸胃毛病、也不是減重、也無厭食的心理問題，那到底是為什麼呢？總不能一直瘦下去。思考這些問題的我，竟然忘了原本打開電腦要做什麼……唉，我就是因為這樣才磨牙的吧。與思雅工作的這幾個月，確實沒有好好放鬆過，心裡始終有種焦躁感，懸著一顆石頭，有種事情沒做完的感覺。

「是什麼讓她吃不下呢？」我帶著這個疑惑回去補眠，沒有想起來原本打開電腦到底要幹嘛。

又過了一個月，來到十月天。終於看到異於夏天的景色，接近中秋時傍晚變得微冷，需要薄外套來抵擋晚風。下午五點從家裡出發前往診所時，還有一點暖和，近六點走出捷運站時夕陽已下山，迎面而來一陣涼意，路上的楓香也開始泛黃。

我沒有很喜歡在傍晚出門工作。看著放學的學生三三兩兩在街頭嬉戲，討論卡通內容與補習作業；上班族拖著一身疲累，手裡拎著帶回家當晚餐的便當；在公園運動的長者相互道別準備回家，我卻走在與大家相反的道路上。在大家結束疲累的一天時，我才正式出門上班，有種與人群格格不入的感受。來時的捷運上，明顯感受到眾人充滿回家的喜悅；在松江南京站的街頭，我卻與所有人逆向而行。這種感受與諮商相似，所有人都拚命逃避生命中的痛苦，我們卻往別人的痛苦前進。隨著街燈一盞盞亮起，不禁有種孤身一人的感覺，一個人孤獨走往工作場所，去做無法為外人道的工作內容。滿懷對工作的矛盾感受與待會要如何協助案主的思緒，這些複雜心情都必須在診所自動門打開的瞬間消化完畢，用自以為完美的狀態開始工作。

思雅上一回諮商，是第二十二次。隨著諮商次數的增加，我已經不太確定計算諮商次數有沒有意義，只知道我們諮商十個月了。那時她傳了一封「狀況不好，先取消諮商，我會持續回診柯醫師，謝謝」的訊息給櫃台，就沒了音訊。對於案主突然的取消，有些心理師會完全尊重案主，不再打擾，直到下次對方再次預約，兩人再就這些日子的情形進行討論；有些心理師會適時去電關心取消晤談後身心狀況如何。要怎麼做因人而異，沒有最好的做法。我自己是傾向，如果案主沒有立即生命危險，原則上就尊重他們取消的決定。相信有一天如果他們需要，會再回來。有些人過一陣子會回來，也有些人就再也沒見過……只希望他們一切安好。距離思雅表示進食問題已經過了兩個多月，她還好嗎？我不知道。

我有想過打電話關心一下，但也擔心會帶給她過多壓力，終究沒有拿起話筒。這些日子以來我依舊日復一日持續工作，偶爾在空檔會想起思雅，不知道她過得如何，「艾迪，柳先生的媽媽打電話來想跟你單獨聊一下可以嗎？」下一秒，心思馬上又被新的工作佔滿。

等了兩個月，終於接到思雅再度預約的消息。

聽到時有那麼一瞬間，我以為她不會再回來了。ＤＩＤ的案主突然消失是很常見的，我諮商過的ＤＩＤ案主幾乎有一半以上會突然請假，然後再也沒出現過；也有人在找我之前跟其他心理師諮商也是突然結束的。每每看見案主請假沒再出現，我心裡都會有點惆悵，他們的狀況絕對不是穩定到已經不需諮商，請假不再出現不是情況突然惡化了，就是現階段的諮商無法給予他們所需要的幫助，所以他們選擇離開，或許去找其他心理師，或許不再諮商。回到思雅的重新預約，不知這些日子她過得好嗎？發生了什麼事？許多問號繚繞腦際，明知想這些無濟於事，念頭依然揮之不去。

諮商當天，我一如往常提早十五分鐘到達諮商室，先整理好自己心情。時間到了五點五十五分，我將諮商室的門打開，讓心裡隨時準備好。診所的門緩緩打開，看見思雅走進櫃台。純白上衣，配上略帶芥末黃的燈籠褲裙，搭配水藍色寬鬆罩衫來應對微冷的天氣。新配的玳瑁色波士頓細框眼鏡，配上熟悉的中長齊瀏海，今天來談話的人應該是思雅沒錯。只不過……好像又瘦了，不妙……

「好久不見，最近過得還好嗎？」我領著思雅進諮商室，關好門轉身對她說。

「嗯……還可以。抱歉上次覺得狀況不太好，所以取消。」思雅略帶歉意與緊張地說。

「沒有關係，諮商就是不要覺得勉強，慢慢來。我想知道妳最近過得如何？」我急忙安慰說。

「上次諮商完，我回去頭有點痛、想吐、全身也有點痛。所以我想說先暫停一下。」

「可以感覺到上次諮商完帶給妳一些不舒服。」

「我覺得諮商就像在颱風天出門，把全身弄濕還不一定到得了目的地。越來越可以體會為什麼有人諮商到一半離開，撕開的傷口比進步難受多了。」

「我理解，所以妳需要一點點時間休息。」

「我沒有要抱怨你的意思。只是想讓你知道我不是刻意要取消。」

「沒關係，可能上次談到一些比較不舒服的故事，或許某些part覺得談太多了，他們察覺到談太多會讓妳心裡不舒服，會希望妳不要談這些，便利用身體症狀來阻止談話。這是很正常的防衛反應，他們做得很好，提醒我們要慢慢來。」案主諮商過後產生太多身體反應時，就需要評估是否是有想要保護案主的part出來抗議，擔心討論太多會負荷不了。

這時重要的是要與這些part好好工作，取得合作的契機。

「嗯，所以我才會休息一陣子。每次來諮商都很掙扎，都要提到一些不想提的事情，常常會想說取消算了。」

「沒關係，我想要請妳稍微感覺一下身體。當我說：『如果諮商談的東西太令人難受，休息一下是可以接受的。』聽見這句話時，身體有什麼感覺？」因為志雄的提醒，我這句話是講給part聽的。

「我有一種比較放心的感覺，覺得沒有被責備。」思雅閉起眼睛，幾秒後回答。

「沒錯，在這諮商室裡沒有人會被責備。」

「不知道為什麼，聽到『沒有人會被責備』突然好想哭。我不知道是誰但腦中有人告訴我，『太好了我們沒有被討厭。』」思雅紅了眼眶。

「對呀，真是太好了。現在在這諮商室的妳沒有被責備，我們不知道是誰，但知道part好擔心妳被責備。讓part知道現在的我們不需要擔心這個。」

「身體好像鬆了一點，頭也比較不痛了。好奇怪喔，為什麼會這樣？」

「這就是part的擔心啊，他們不是故意要讓妳不舒服的，只是他們一擔心，妳身體就自然出現一些症狀。我相信他們不願意讓妳不舒服，聽見妳不會被責備，他們的擔心減輕了，身體症狀就會舒緩。」

「好奇怪，我竟然出現一種『終於有人看見我們了，我們只是擔心，沒有惡意』的感覺，我從來沒有這種感覺過。」

「前幾次諮商雖然講過part都是為了妳而存在，但一定覺得很抽象。我們會持續跟part工作，漸漸體會當part越被看見、被理解，狀況就會越來越好。」

「你為什麼知道當感覺到不會被責備時，身體的感受會不一樣？」

「我不是說過part誰都有嗎？只是大小不一。」

「所以你也有嗎？」思雅睜大眼睛看著我。

「當然。每個人都有，我在被諮商時也經歷過妳現在經歷的一切，所以我大概能理解妳的part被看見時，內心的感覺。」

「抓到了。」思雅瞇著眼睛，嘴角略微上揚。

「什麼抓到了？」我有種奇怪的預感，有事要發生了。

「我不知道，就是脫口而出。」很快的思雅又恢復平常的表情，好像剛剛的反應沒發生過似的。

「以前從來沒有人說過這些。」

「哪些？」我滿臉狐疑看著思雅，頭又開始痛起來。

「我之前有過一些零星的諮商經驗，那些心理師從沒有透露過自己的事。我沒跟你說我諮商過，不是有意要瞞你。」

「我猜猜，妳諮商過卻沒有想要讓我知道。然後我說我也有part後，妳脫口而出說『抓到了』。所以妳……抓到我也有part？」我的大腦開始高速運轉，知道接下來的對話可能會影響日後的整個治療。

「那句話真的是脫口而出，我不是很確定為什麼會說『抓到了』。但知道你也有part後感覺安心不少，是一種你懂我們的感覺。」

「確實我也有part，大小不同而已。小一點的part不一定會出來控制身體的主導權，大概就像內在小孩的概念。但是妳的part想聽我的故事？」我開始疑惑為何思雅想關心我的part。

「你少臭美了，誰要花錢聽你的故事。我是要確認你到底懂不懂我們，還是信口胡謅。我討厭過去高高在上的心理師，一副什麼都懂的感覺。當你敢跟我們承認你也有part時，我知道你和過去的人不同。」思雅閉著眼、皺眉搖頭，語調高了一點。

「雖然不知道妳是誰，不過謝謝妳出來讓我知道這些。不是想聽我的故事，只是想確認我是否真的懂，沒錯吧？」

「對，我對你的童年故事沒興趣，也不想花錢聽你的事。」

「謝謝妳讓我知道，我要怎麼稱呼妳？」了解part的意圖後，我需要和她建立關係。

幾秒後思雅睜開眼睛。「她不見了。」

「看來她把想講的都跟我講了，謝謝她。我知道她聽得見，謝謝她可以信任我。」

「她說沒有信任你，只是知道你懂我們而已。」思雅再次搖搖頭回答。

「好，我知道，沒有信任我。但知道我懂你們。」我以為可以得到該part的信任，但看來還有段路要走。既然對方離開了，我把目光再回到思雅身上。「我們和part溝通可以慢慢來沒有關係，現在先讓我了解一下這幾個月妳過得如何吧，感覺妳好像又瘦了。」

「我還是吃不太下東西，最近都喝粥或是能量飲料比較多，強迫自己吃點東西。讓我想到小時候看的一部卡通，女主角也是感染到寄生蟲然後吃不太下，最後差點餓死。我就在想我是不是也有感染，但看了醫生都說沒問題。好想正常地吃東西……」

「妳現在精神還ＯＫ嗎？」我不想讓她一直待在這樣的情緒裡，轉而詢問精神狀況。

「比較虛弱，但是還可以。真的強迫自己吃還是吃得下，只是容易想吐。」

「會影響工作嗎？」

「一點點，工作時要多留心，避免犯錯，大致上勉強可以勝任。」

聽到工作上還可以勝任後我安心多了，這是重要指標。若無法工作了，事情就會棘手。也不知道哪根筋不對，我突然有個想法。我問思雅：「這個問題有點奇怪，我好奇想問，妳覺得妳會瘦到幾公斤？還是會一直瘦下去？」

「我現在四十四、四十五公斤，我沒有想過我會瘦到幾公斤這問題。」

「沒關係，就感覺一下……邀請妳閉起眼睛，感受一下身體。感覺一下，如果可以，妳希望瘦到幾公斤。用感覺去想、不是理智面。」這奇怪的問題是步險棋，天外飛來的想法讓我決定要這樣下。如果生理沒有問題，我想賭看看是否是part搞的。

「可能……四十二吧……應該是。」思雅照著我的話閉起眼睛，慢慢去感受身體。

「很好。當妳說四十二時，幫我感覺一下妳身體的感覺。我邀請妳想著會瘦到四十二公斤，深呼吸……然後用想像掃描一下全身，感覺一下身體有沒有哪裡不一樣。」四十二公斤的答案讓我有點訝異。不是幾公斤的問題，而是思雅內在竟然有個數字。這數字若不是思雅自己想像，有很高的機率是某些part想要的數字。為了確認這假設，我持續將回答四十二公斤的思雅引導向身體的關注，感受part有沒有釋放訊息。

「好……」思雅挪動了一下身體，調整成較輕鬆的姿勢，往後靠著椅墊，雙手平放在膝蓋兩側，閉上眼睛。

「很好，可以告訴我妳現在感覺怎麼樣嗎？」約莫等待一、兩分鐘後，我開口問。

「有點奇怪，我想著四十二公斤後，胸口又有種比較放心的感覺。」思雅的眼眶稍微泛紅。

「很好。我邀請妳再把感覺放在那個比較放心的胸口上。感受那個放鬆，感受看看如果這個放鬆會說話，它會想跟妳說什麼？就是帶著好奇去感受。」我心想果然，應該中了。於是更放慢速度說話，好讓思雅能更安靜地與自己的身體對話。

又過了兩分鐘。

「……感覺胸口想說：『沒錯，就是要四十二公斤。』」她突然流下眼淚，說：「『這樣男友才不會離開我們。』好奇怪……為什麼我會說出這句話，這句話好奇怪。」落下的眼淚在思雅臉頰上留下兩道淚痕。

「……」我刻意選擇沉默，好讓她多待在這感覺裡一會兒。

「突然有種感覺……我擔心男友會離開，所以我要瘦一點。但是我從來沒有這樣想過。你知道我意思嗎？我知道這很奇怪，但就是有這種感覺……不知道怎麼形容。我沒有想過，卻又有這種感覺。」思雅拿起面紙擦著眼淚。

「妳想說的是，妳知道男友不會因為妳原本的體重就離開妳。但剛剛心裡又有一種『如果我不瘦一點男友就會離開我』的擔心，是這樣嗎？」我緩緩簡述思雅的語句，把剛剛出現的感覺與原本的感覺區分開來。

「沒錯……一種很陌生又熟悉的矛盾。」

「沒關係，我們試試看問一下part，看看這是誰的想法，有沒有人希望妳四十二公斤。」

「……」思雅將手放在胸前，閉起眼睛去感受。「K……？」

「妳說是K嗎？」我心想，如果是K不意外啦，她那麼在意身材。

「等等……K說：『屁啦！才不是我，是美恩要我控制體重的。我一個人也做不到……別都賴我頭上……』」思雅緊鎖眉頭，右手扶著太陽穴說。

「原來啊，那我知道了。不是K的問題。我聽到了，謝謝K讓我知道。」思雅的呼吸有點急促，似乎腦內有些part開始意見分歧。看來我需要做點什麼才行，「請問我可以跟K聊一下嗎？」

「……」只見思雅晃了一下頭。

「所以現在是K在跟我說話嗎？」我有點確定又不敢冒進地問道。

「厚～我有點不爽啦。」思雅語調稍微高了一點。

「是，我知道妳似乎很不爽，可以問問怎麼了嗎？」

「就控制體重這件事啊，是美恩和我討論後決定去做的，其他人也沒有反對，但剛剛看起來好像全都是我的錯一樣，都丟給我就對了，媽的～」K有點激動。

「喔喔喔，我明白了，妳是說不吃東西這件事是妳和美恩討論後才做的，其他part也沒反對。妳只是負責執行大家的決議，但剛我們在諮商時，好像講成都是妳做的，所以妳很不爽。是這樣嗎？」我梳理了一下脈絡，以確保K知道我了解這一切。

「厚～都把責任丟給我。」K雙手交叉在胸前，翹著腳往椅背上靠。

「好好好，我知道了。妳有點被誤會，很生氣。謝謝妳讓我知道這一切，我跟妳道歉，不好意思。」我對K點個頭，表示我對這誤會的歉意。沒有想要辯解的念頭。

「哼……你知道就好！」K雙手稍微放下胸前說。

「謝謝妳讓我知道，那我想問，為什麼妳和美恩不要進食啊？」舒緩K情緒後，我追問下去。

「控制體重啊！你不是早就知道了？還問！！」K翻了個白眼，彷彿我在問廢話似的。

「好，那我想要再深入一點問，為什麼想控制體重？我知道剛有說過擔心男友離開思雅，認為如果思雅比較瘦、比較漂亮，男友就不會離開她，是這個意思嗎？」

「……我和美恩是這麼認為沒錯。」K沉默了一會說。

「好，如果我沒有記錯，妳們應該是最近才開始控制思雅的飲食，我有點好奇怎麼最近才開始有些這行為？」我趁勢繼續。

「唉……你很笨耶。思雅前一次不是跟你說，她猶豫要不要讓男友知道她的狀況嗎？她心裡其實早就在擔心男友跟她分手，我們覺得如果她瘦一點、漂亮一點，或許可以降低分手的可能……於是我們決定讓她瘦一點。」

「那我了解了。妳們不確定男友會不會因為知道思雅的狀況而分手，所以想說如果思雅更瘦、更漂亮，分手的可能性就會降低。是這個意思嗎？」為了確保我沒聽錯，我整理了一下。

「簡單來說，是這樣沒錯，我們長久以來都在做這件事，思雅不能被拋棄！」K傾身向前激動地說：「不能！！！」

「我了解了，辛苦妳們了。那妳覺得現在思雅的身體狀況如何？」我想從思雅健康問題著手，看看她們會不會因為擔心思雅的健康，對四十二公斤高抬貴手。

「很好啊～差一點點……只要再兩公斤就可以到四十二公斤了，我們要成功了。」K閉起眼睛說。

生理機能……」

「感覺快成功了？我想問的是妳覺得她健康嗎？還撐得住日常工作與生活嗎？我是指生理機能……」

「我知道你想說什麼，我這麼愛運動會不知道飲食健康問題嗎？但是我沒有辦法啊。」K皺著眉，撇了撇嘴。

「沒有辦法？什麼意思？」

「我們不能讓思雅有被拋棄的風險，一點點都很可怕啊。很可怕你知道嗎～」K扠起腰來。

「這種害怕的感覺你們當中誰最強烈，不僅限於妳跟美恩？」我心想K使用了「我們」，我必須再次追問，確認其他part是否也有這種害怕。

「……美恩，再來是我。然後還有其他人……」

「OK，你們都知道思雅經歷過的事，所以害怕被拋棄。為了不要被拋棄，需要維持良好身材。是這樣沒錯吧。」

「Yes～」

「妳是因為『卡片被媽媽撕掉』還有『被同學丟板擦』的回憶才這麼擔心嗎？」我大膽地說出我的假設，這是個冒險的舉動，因為我知道這個問句對思雅來說太痛了。但為了驗證我的假設，還是選擇賭一把。

「煩！！有人說你很討厭嗎？是在哈囉！臭異男！」對方惡狠狠瞪了我一眼，聲音變得低沉粗曠。

「呃……」這突然爆出的憤怒讓我愣住了。而且聲音不太對……男生？

「ＳＴＯＰ～我現在在說話，你要嘛自己出來，要嘛滾進去！」突然間又恢復成Ｋ的聲音，「不好意思，剛剛有人打擾，他有點中二你別介意……滾進去喔！」

「請問剛剛那位是……？」訊息量過多，我快被搞瘋了！為了繼續諮商，我得讓自己看起來鎮定一點。

「我都叫他彩虹，明明二十歲了還整天把奇怪的網路用語掛嘴邊，一堆內梗以為人家都聽得懂嗎？每次出來就只會在那邊上網學些有的沒的，整天在那邊人民的鐵拳，不知道在幹嘛。反正我對他沒興趣，他也對我沒興趣。別理他。」

「喔喔好。感覺我剛剛冒犯了彩虹，我在這裡向他道歉。我相信他聽得到，對不起。」我用「相信他聽得到」來確認彩虹是否和這身體共用聽覺。

「沒事……他說沒事，你肯道歉就好，這種人現在不多了……會道歉是真男人。但他說他要走了，然後他嫌你收費很貴，就這樣。他本來就不想出來。所以我說他明明很中二，還自稱二十歲……臨走前他說：『我講話就這樣，你別在意。』」K很忙地一邊跟我說話，一邊傳達彩虹的訊息給我。

「沒關係，他也很重要。如果可以日後希望也可以和他聊聊，但我現在比較好奇為什麼彩虹會突然生氣。」我還是需要對彩虹表達善意，以及以後想要多了解他。畢竟part願意出來跟你對話，表示他對你有一定程度的安心感。

「厚～這些事本來就不是我負責的，我只管健身、和男人相處而已，我不會說啦～」

K突然出現不知所措的樣子，似乎不擅長跟其他part互動。

「不好意思、不好意思，感覺勉強妳了。」

「你要不要自己跟美恩講，美恩比較會處理跟人相處的事……」她別過頭去眨了一下眼，彷彿後面有人在似的。

「那個……」我遲疑了一下，她又要換人了嗎？不會吧！！！

「幹嘛叫人家出來啦～今天不是說好妳來的嗎！妳很奇怪耶～」突然間她用高了一度的嗲音說話。

「呃……請問妳是……？」

「人家是美恩～」

「妳好，妳好。初次見面。」今天好忙啊，內心真的好累，已經跟好幾個人互動了。

「真正見到面是第一次，但人家很常聽說你。你比想像中還要老一點唷～」美恩眨了眨眼，用帶點戲謔的口氣說。

「喔喔，所以妳之前可以透過思雅的眼睛看到我的樣子嗎？因為妳說我們第一次見面。」好樣的，敢說我老！……等等，這聲音好像有點熟悉。

「這個嘛～可以看到，但是有點模糊，今天看得比較清楚，所以說是第一次。K也不好好形容你一下，害我小期待。但你別介意喔，你看起來是那種老實好人樣，讓我有點生氣，太像思雅某任男友了。我不是說型，你型差太多了，人家是說感覺……」美恩劈哩啪啦說了一大堆評論我外表的話。

「嗯……好，我不會介意。」才怪！我氣死了，外型還比不上她某任前男友，是怎樣！！但隨著對話增加，我更確定我聽過這聲音。

「好啦，就感覺而已，其他不像啦。今天要人家出來是怎麼回事？」美恩邊說話，邊把手機拿出來滑了滑。

「應該是K因為說不清楚節食跟怕被拋棄的問題，才請妳出來的。」

「喔喔，對啊～節食是K的專長，人家不行。人家想點外送栗子蒙布朗加香草瑪奇朵，你要嗎？可以湊運費，等一下諮商完可以一起吃。」美恩把手機拿給我看，示意我跟她一起點餐。

「沒關係，我待會還有案子要諮商，妳自己吃就好。」我壓根不想討論點餐一事，只能禮貌拒絕。

「真的嗎？這樣運費有點貴……」她嘟起嘴。

「不好意思我不用，真的沒關係。話說……妳不用控制飲食嗎？」

「算了，反正不是我付錢，嘻嘻。減重是K的工作唷，她很自律的，今天吃一點沒關係啦～」

「呃……」我有點搞糊塗了，眼前這人到底在想什麼，不是說要幫思雅減肥嗎？

「點好了，栗子蒙布朗加薄荷蘇打，香草瑪奇朵有點膩。人家不太常出來，所以出來就要吃點東西才行。大部分都是K出來，她是健身狂，所以飲食控制交給她就好。至於為什麼要思雅控制飲食，你應該知道為什麼，因為思雅的內心很擔心男友知道『我們』的存在而離開她。我們想說，如果她瘦一點、漂亮一點，男友應該會比較願意待在她身邊。」

「原來如此，我好奇……我們剛剛是不是談過話？」我覺得眼前的美恩就是剛剛說「抓到了」的那個part。

「……」美恩閉起眼睛搖搖頭。

「怎麼了嗎？」

「『**太好奇可是會死的喔！**』」美恩突然瞪大眼，一臉嚴肅盯著我說。

「呃……怎麼了嗎？」我鬢角有點發麻，想說又怎麼了。

「哈哈哈哈哈，是彩虹啦！」美恩笑到快岔氣，「他說這句話他以前就想講了，都沒有機會讓他說出這句偵探卡通台詞。他等了好幾年，終於有機會說這句台詞，幹～他真的超中二的。哈哈哈哈哈哈！」她笑到彎腰，還拍自己大腿。

「呃……他贏了，難怪我覺得這句話突兀又耳熟，算有點老梗的動漫台詞了。」我快要被彩虹的打岔惹惱了，頓時好希望有人來救我！！！

「好啦，沒事。彩虹只是逮到機會可以講台詞才衝出來。他說你真的太有趣了，他很喜歡你唷～」

「所以我們剛剛是不是見過？」我不死心再問一次。

「嗯……對，想說裝一下卻被認出來了。你說你也有part，我才出來。我不想跟不懂我們的人互動。」

「謝謝，很高興跟妳見面。」我深吸一口氣，「回到剛剛，請問為什麼會有必須瘦一點、男友才不會離開的想法？這念頭強到需要強制節食讓思雅體重一直往下掉，感覺妳們的執念有點強烈？」氣氛緩和下來後，我終於恢復冷靜了。

「真是令人煩躁……感覺你是個無趣的男人，我就不嗲嗲聲了。裝可愛的樣子也騙不了你，K叫我出來應該是她沒輒了，話題都岔不開……你應該看過我和K給你的訊號了吧！」說著說著，原本高一度的音調回復了正常，幾乎和K同樣的聲線。

「訊號？妳是說前幾次妳們釋出的『卡片』與『板擦』的記憶嗎？」不知道為什麼美恩的話語給我一種蜜糖與鞭子的壓迫感。她總是一邊攻擊我說我無趣又老實樣，一邊又釋出很重要的訊息給我，很容易勾起我內心想講垃圾話的一面：「妳才無趣、妳全家都無趣。」她說話有種……收放自如的欲擒故縱，打你一下，幫你呼呼三下，對人性很有一套。

「你在想什麼呀？艾迪～」她刻意睜大眼睛露出微笑看我。

「嗯……沒事，我在回想妳說的訊號部分。」有那麼一瞬間，我懷疑她看穿了剛才我心裡對她欲擒故縱的評價，難道真的一眼看穿人性。

「算了，饒了你。所以啊，我想你應該懂。」美恩摸摸自己的瀏海，皺了皺眉，看來不喜歡這造型。

「妳們釋出的訊號告訴我，思雅小時候常覺得自己很胖、很醜，沒有人要。她的內心深處是怕被丟棄的，為了減少她的擔心，妳們決定『幫』她一把，就是讓她瘦一點、好看一點。是這意思嗎？」我調整了一下呼吸，舒緩剛才疑似被人看穿的慌張，緩緩說道。

「Bingo～～我和K認為四十二公斤應該可以了。你果然是聰明人～」美恩又嬌媚地笑了。

「妳現在可以感覺一下思雅的感覺嗎？感受一下她內心的感受？」和剛剛對K的做法一樣，我想讓美恩感受思雅的難過，讓美恩與思雅共同感受情緒，觸發她對思雅的同理心。

「哼，少來，我不玩這套，我知道你想幹嘛。你要我去感覺她現在很難過，放下對四十二公斤的堅持……我不是K，不要跟我來這套。思雅光是想像告訴男友就可能誘發再次被遺棄的感覺。我們只能改變外表，讓她變得更漂亮來減少她被遺棄的可能。」美恩對我搖搖手指，收起笑容轉為嚴肅，表情收放自如，彷彿將我看成獵物般，眼神直直盯著我。

「妳們釋出的那兩個故事，讓思雅深深感到不被愛。所以光是想到要告訴男友，都可能會誘發這些深層的記憶出現。為了避免不被愛的感受再出現，想要在外表上漂亮一點，哪怕只有一點點可能性，也想減少思雅再度被拋棄的可能性。瘦到四十二公斤是幫助她的方法，是這個意思嗎？」我的招式輕易被破解，看來要讓她們共同感受思雅的難過似乎沒那麼順利。我只能重新再順了一下前因後果脈絡，也明示我理解她們這麼做都是為了思雅。

「Yes～你果然很聰明，知道現在什麼可以說、什麼不能堅持。難怪『夫人』叫我們再給你一次機會，別急。」美恩再度恢復甜笑，也暗示我別說服她放棄四十二公斤的想法。

「『夫人』？沒猜錯的話應該是另一位part，她希望你們再試試看諮商，不要離開？」

老天，又多了一個人，今天的資訊量是史上最大。

「她就是個好心的阿姨，嘴裡常唸說不管了，但有問題還是會出來擦屁股。至少我們有印象以來，大事都是她出來善後的。她要我們多點耐心，不然我還真不想釋出訊號給你，就算你懂part也不知道你行不行。我不是人身攻擊喔，我覺得男人就是不可靠。彩虹常說『**在座的各位都是圾垃～**』，我是覺得男人都是垃圾，不可靠的垃圾。稍微釋出點善意就想來告白，連我們都分辨不出來還說了解我們，哼～」

「呃……」我內心翻了個大白眼，蜜糖與鞭子又來了。我想思雅交往史的問題美恩有不少責任。

「該說的都說完了，我要先走了。」語畢美恩緩緩地眨了一下眼。

「啊！！」我還有問題要問她呢！

「嗯……頭有點痛。」思雅搖搖頭說。

「思雅嗎？我們剛剛說的話妳有聽見嗎？」看到思雅回來，覺得美恩走得太突然了。我需要確認一下思雅能否和美恩共意識、想法與聽覺。

「剛剛跟美恩說的嗎？模模糊糊，大概知道意思。就是四十二公斤的問題……」思雅揉著太陽穴。

「好，我們先不要深入探究。慢慢來，看來美恩與K釋出『卡片』與『板擦』的回憶，以及妳考慮要不要讓男友知道妳有ＤＩＤ的事情，都可能和吃不下有關。」

「嗯……我有感覺到……」思雅虛弱又難過地回答。

「這是很不好的回憶。我們假設這兩個回憶造成妳很擔心男朋友會拋棄妳，所以美恩與K才要控制體重，讓妳吃不下。」

「嗯。」

「如果回憶的影響可以減少，或許她們就不會這麼想要積極控制體重。因為妳不會陷入被拋棄的恐懼，也比較敢讓男友知道妳的問題。至於之後他是否會因此離開，是另外一件事。」

「我懂你的意思。」思雅點點頭回答。

「如果不必擔心男友拋棄妳，K與美恩就不會那麼堅持控制體重了嗎？妳可以問問嗎？」

「我試試喔。」思雅閉起眼睛，手摸在胸口慢慢感受。「……感覺她們說，看看再說，你可以試一下……但如果不行，她們還是會堅持，就是要四十二公斤。」

「OK好，我們先感謝她們願意一起合作，這對妳來說很重要。」

「可是她們為什麼要這樣？想到這裡我就覺得為什麼要跟她們合作，把我的身體搞得一團糟。她們怎麼可以這樣？」

「可以理解妳會生氣，覺得人生被干擾了，但還記得嗎？她們的出現都是為了幫助妳，方法可能不是最適合現在的妳，但如果妳可以引領她們一起合作，慢慢大家就會知道怎麼樣的幫助才是妳要的。溝通與合作才可以教她們怎麼幫助妳。」

「你說的我都知道，但是我還是難以消化。我想跟她們合作，但還是會生氣。」思雅不甘心地說。

「我知道，妳可以生氣，但一定要試著去看見她們的努力。看見她們的辛苦，讓她們知道現在的妳不是過去的小女孩了，長大了、比以前有能力了。可以試著用不一樣的方法幫助妳。」果然志雄說的問題出現了，合作說得容易做起來難。面對思雅的不甘心，我慢慢地再次解釋如何與part合作，畢竟只有合作才是整合的開始。

「有時我工作上沒辦法集中精神，需要請假一、兩天；有時回過神來在正和朋友聚會，更別說常常自動導航看著自己在活動。從小到大都不知道自己怎麼了，你說他們是為我好才出現，那為什麼要把我生活搞成這樣？」思雅越說越氣。

「妳說得沒錯，大家都是為妳好，之所以呈現出這樣的結果，是因為他們都用自己覺得對妳好的方式來幫妳。」

「拜託那根本幫倒忙啊！」

「所以我們需要告訴他們，什麼樣的行為才能幫上忙。過去妳用意志力或是靠讓自己痛的方式，去壓抑part的想法與行為，但硬碰硬的效果妳比我還清楚。所以我們需要一種新的方法來互動。和part合作，去告訴他們，怎樣做才可以達到所有人的目的，真正為我們好。」

「你講的我都懂，但真的好難做到。你和你的part是怎麼合作的？」

「我想一下喔。」面對這突如其來的問題，我思考了一下，「我的part都比較隱微、聲音沒那麼強大，但其中有一個影響比較大的，是想靠購物來證明自己很棒。所以我一旦遇到工作上的困擾，這個part就會想買奢侈品，證明自己買得起、也配得上。」

「所以你就一直買東西嗎？還是一直壓抑不買？」

「都有吧，應該說一定有買一些，但諮商過程中我開始看見我買的那些東西對我的意義。」好險她不是問我買了些什麼。

「什麼意思？」

「我和這個part一起看我買的東西。看著那些已經足以證明自己價值的東西，邊際效益就會開始遞減。當我和part回顧購物這個行為不能再多證明什麼，這行為就變少，只有偶爾手滑一下這樣。一起看見現在已經不需靠奢侈品來證明自己的價值，就是我們合作的結果。」

「所以你們就開始合作了？」

「對啊，每個人的part問題不一樣。但我們能做的不是壓抑、對抗，而是合作。」看著思雅表情較和緩，知道她聽懂了，不再那麼堅持，我接續說：「我想請妳跟他們說說，讓他們知道現在的妳已經長大了，比小時候更有能力面對困難，請他們不要那麼擔心。看看他們有什麼反應？」

思雅閉著眼睛緩緩地與part溝通：「有聲音說『我們知道妳長大了，所以今天才會出來說話。』不過感覺好像還是堅持要四十二公斤。唉，好像不合作真的不行。」

「哈，我笑是因為感覺他們有退讓一步了。好吧，那我們先從這邊開始進入處理創傷記憶的階段。創傷記憶怎麼處理，下一次會好好解釋，今天對妳來說夠辛苦了。回家好好休息，其他的我們下次再聊。」

❊ ✻ ❊

諮商完後，我禮貌性地送思雅和美恩點的外送甜點離開診所。思雅一離開我就轉頭望向小琪，企圖用我那疲累至極、半瞇的眼神示意她待會別來吵我，我要回諮商室休息。在我看向櫃台的同時，雙眼目不轉睛盯著螢幕打字的小琪推了一下她的黑細框眼鏡，眼角餘光往我這邊飄來，彷彿告訴我：「不要再說了，看你那死魚眼就知道你要休息，叫我不要吵你對不對？」接收到她的眼神後，我疲倦又欣慰地微笑走回諮商室。看了看時鐘，已經七點十分了，距離八點的諮商，還有約五十分鐘可以休息。

「叩、叩、叩」，正當我要躺在沙發上休息時，傳來了敲門聲。開門一看，林醫師雙手拿著兩杯咖啡笑瞇瞇地站在門口。

「在休息嗎？來喝杯咖啡吧，外送剛送來，還熱的。」林醫師說完便把咖啡遞給我。

「謝謝，謝謝，我正需要呢！累死我了。」聞到小店自家烘焙的咖啡香，我精神都好一半了。

「我剛剛看到思雅了，你們最近諮商順利嗎？」林醫師順勢坐在我旁邊問了起來。

「喔喔，對吼，我忘了她也有找你看診過幾次，所以你也認識她。」

「她找我看一、兩次而已，她說我和你跟柯醫師都可以互通她的資訊，不用在意保密原則，她不想講太多次。不過我已經幾個月沒看過她了，聽說你確認她有DID了，所以你接下來要怎麼進行？這很棘手啊。」林醫師打開杯蓋，啜飲了一口。

「有點眉目了，感覺上她有滿多創傷記憶的，我不確定她有沒有跟你說過她小時候的故事。如果這些故事影響她很深，接下來應該會花一些時間處理小時候的回憶。」這撲鼻而來的香味應該是水洗耶加，現沖的熱咖啡就是療癒人心啊。

「你要用EMDR處理她的創傷記憶嗎？她的故事有點令人鼻酸，那麼小的年紀不應該遭遇到這些。」

「是啊。目前先考慮EMDR吧，之後再看看要不要合併其他治療方式。」

「EMDR啊～那你得花一段時間好好和思雅解釋要怎麼進行了。」

「你是說因為看起來很荒謬嗎？」

「對啊！艾迪我很好奇你都怎麼跟來諮商的人解釋，我講起來都卡卡的，但可能我是醫生，患者比較尊敬我，我說什麼他們都點頭沒什麼疑問。我解釋時自己都覺得很奇怪，超像江湖術士的。」林醫師說完自嘲似的笑了。

「我嗎？我會講得比較科學，就是跟他們說ＥＭＤＲ是透過治療師的手指在案主的眼前左右移動，請他們眼睛盯著我的手指頭，眼神跟著移動。眼球左右移動，連帶會交互刺激左右腦。再解釋左右腦交互刺激可以舒緩大腦中掌管情緒的杏仁核、活化處理記憶的海馬迴，然後再介紹一下杏仁核與海馬迴是幹嘛的。對非專業人士講到這裡已經是極限了。」

「嗯，跟我講的差不多，那姑且相信我的患者是真的聽得懂，不是只為了附和我，哈哈哈。我每次跟患者介紹都會超注意他們的表情，觀察他們有沒有露出那種『你要不要聽聽看自己在說什麼』的表情。」

「哈哈，我知道你說的像江湖術士是怎麼回事，這種眼睛移動的方式，讓我想起小時候綜藝節目很流行的催眠秀，ＥＭＤＲ看起來就跟催眠秀一模一樣！當年受訓時，哪個人沒有想說：『幹，這真的是心理治療嗎？不要騙我啊！』」雖然是半開玩笑，但想起當初受訓的光景，初次目睹這看起來超不可靠的治療方式時，還真有點無奈。

「也是。其實真的催眠也不是長這樣，催眠治療也是被誤會了很久，搞不好催眠治療師的內心吶喊跟我們一樣。只能說電視媒體帶給大眾對心理治療的刻板印象實在太重了。你用ＥＭＤＲ處理ＤＩＤ應該也好多年了，我相信你可以的。」

「是可以啦，但是累啊！他們的出席狀況很不穩定，有時候幾個星期人就不見了。」

「不會啦，跟你前面幾位ＤＩＤ案主比起來，思雅目前看起來還算穩定。不過你要注意一點，我印象中思雅情緒很敏感，一不小心就會觸動情緒喚起。雖然ＥＭＤＲ可以幫助消化創傷記憶，但是眼動的過程難免要回想不舒服的記憶，情緒容易強烈波動，你自己要多注意。」

「醫師說得沒錯，這點也是我覺得棘手的地方。讓思雅舒緩創傷的回憶有助於減緩ＤＩＤ症狀，但過程還是可能因為情緒太強，引起思雅本人或其他part的反彈，反倒影響治療。」

「我覺得啊，幫思雅……不，應該是說幫有嚴重創傷的人做ＥＭＤＲ很像外科的清創手術，清理創傷的回憶就像除去受感染的壞死組織。受感染的部分沒有除去，傷口就好不了。差別在於外科手術有麻藥可以用，心理治療沒有。內心的清創難免會帶來回憶時的痛苦。」

「不愧是醫生，這譬喻很精闢，內心的清創就是現在思雅需要的。現在一想起難過的回憶，她就會陷入過往，所有情緒反應都衝上來，出現焦慮不安的反應。只是用EMDR來幫她清創，會伴隨治療帶來的痛苦，這部分我需要再思索一下怎麼舒緩。」

「所以這真是棘手的案子啊，不過你也不是菜鳥了，就交給你囉！我要去接我兒子下課囉！我們家偉偉啊，最近迷上足球，每天都弄得全身髒兮兮的，我要趁他媽媽看到發飆之前趕快帶回家洗澡。」林醫師轉頭看了一下時鐘，嘴上是抱怨，表情卻很幸福。「好了不說了，不然足球教練要打電話來問了。我先走了，咖啡杯給你處理一下。」說完抓起車鑰匙就往外跑了。

「好，你先下班吧，咖啡我來收。辛苦了！」我揮了揮手，原本還想問他對使用EMDR治療的看法，現在只能解讀成目前他對我的治療方式沒什麼意見。

林醫師離開後我再次回到熟悉的沙發，諮商室頓時寂靜下來。也不管幾十分鐘後還要接案，我依然將諮商室內的燈關了一半，拿起pad開始記錄今天與思雅的談話，與未來EMDR的操作計畫，空氣中響起塑膠筆尖接觸pad螢幕的「扣扣」聲，以及手錶發出的機械運轉聲。扣扣扣……答答答……扣扣扣……答答答……

第7章 重新看見過去

接下來的諮商中，我花了一些時間跟思雅解釋EMDR的背景與實施的注意事項。為了不讓思雅被專業的心理學名詞搞糊塗，我簡略告訴她，一般來說記憶會隨著時間改變，例如睡覺時，大腦會重新整理記憶，而睡眠中的快速眼動期，在整理記憶的過程中扮演重要角色。睡眠進入快速眼動期時，眼球會左右移動，而EMDR的創始人夏琵珞博士在公園散步時，恰好無心插柳地做了和快速眼動期類似的事，就是眼球的左右移動，因而意外發現原本困擾自己的想法，竟然就這麼舒緩了，於是她便開始研究眼球移動與記憶之間的關係。她與學者們證實了眼球左右移動這種「雙側刺激」，有助於舒緩情緒與整理記憶。因此EMDR中進行的雙側刺激與快速眼動期有類似效果，可以幫助大腦重新整理創傷記憶，同時刺激大腦對事物的思考更活躍。我喜歡用「醒著做夢」來形容接受雙側刺激的感覺，有點像是明明醒著，卻有種如夢似幻般的感受，天馬行空卻又有幾分道理。

思雅與我選擇先處理「廖冠廷的信被媽媽撕掉」這個創傷事件。思雅每次回想起這事，總是有強烈的被羞辱感與不被愛的感受，每每眼眶泛紅，感覺自己是多餘的。她一直帶著這種不被愛、自己是多餘的感覺在生活。光是想起這回憶就讓她陷入痛苦，遑論要處理它。

因此我們利用幾次諮商與各個part通溝，請他們同意我和思雅進行EMDR。最後，好不容易取得美恩和夫人的允許，K和彩虹則是無所謂。如果案主有DID或是嚴重解離，我們需要在處理創傷記憶前獲得其他part的同意，讓part了解處理這些事是為了幫助案主，並不是要消滅或攻擊他們。這些part都是為了幫助案主才出現的，但在治療過程中他們也會擔心自己即將消失。例如思雅之前就很希望K與美恩消失，讓自己可以好好進食。思雅、K、美恩、夫人以及其他part，全部共用一個身體，彼此會覺察對方內心的感受。思雅內心若抱著要消滅他們的心態來治療，這些part就會試圖干擾。有時覺得很弔詭，但仔細想想又覺得合理，我們怎麼可能幫助別人來消滅自己？因此治療前先讓各part與思雅建立共識，讓他們了解治療是為了大家好、沒有要消滅誰，目的是要幫助對方。這是治療的第一步，也是最困難的地方。有了初步共識後，才可以進行接下來的諮商。

時間來到十二月初，從今年一月見到思雅，經過一輪四季的更替，再度來到微冷的冬天。也許是地球真的開始暖化了，過去的冬天陰雨綿綿，冷空氣常穿透外套滲入骨子裡，近幾年卻是一件厚外套與毛衣就足以應付大部分的寒冷日子。今天提早進到諮商室的我慣性地開燈、開空調。冬天室內外溫差很大，案主與心理師剛進來時厚重衣物會讓身體一時間難以適應，一開始還會冒汗，脫下外套後又覺得冷，一下冷一下熱的反覆溫差可能影響治療。我提前坐在諮商室沙發上，一手握著裝滿熱咖啡的紙杯，希望透過紙杯的溫度讓手心暖一點，另一手漫無目的地滑起手機。縱使已不是菜鳥，卻還是會在諮商前有股莫名的緊張，明明沒有任何要緊事需要看手機，卻還是想滑滑手機來減輕焦慮。想著待會要與思雅處理創傷記憶，滑著手機的右手竟然微微顫抖起來。

終於，思雅走進診所。今天的她穿著深綠色牛角外套，搭配白色針織衫與卡其色長褲，髮型與眼鏡也與之前差不多。

「哈囉，這星期過得還好嗎？」我還是禮貌性寒暄一下，減緩剛開始諮商前的緊張感。

「還好，只是今天有點緊張，不知道接下來會發生什麼。」思雅兩隻手有點不自在地來回搓著。

「慢慢來，要處理不舒服的記憶難免會緊張，過程中如果太不舒服隨時可以喊停。妳要知道在諮商室裡是安全的。我們要處理的是妳小學三年級同學廖冠廷寫信給妳，卻被媽媽嘲笑的回憶。要記住這是妳小學的事情，現在的妳已經二十八歲了。」我刻意說出思雅的年齡，給予她現實感的刺激，有助她待會諮商時不致於完全陷入過去的回憶。

「二十九了……我過了生日了，已經二十九歲了。」回答自己二十九歲時，思雅眼神露出稍縱即逝的失落。

「我忘記了，不好意思。基本資料上填的是今年一月第一次見面時的資料。」尷尬著說錯年齡的同時，我看見思雅因自己二十九歲而感到難過。腦海中瞬間閃過，這是因為她即將邁向三字頭，還是因為已經治療一年了而感到沮喪？但我知道不論是哪一個，都不能停下來深究，需要往下走。「沒錯，我們今天要處理的記憶是小學三年級的事，我知道會不舒服，但是妳要明白自己已經二十九歲了。我們是在處理將近二十年前的事。」

「嗯……我知道。」思雅輕聲回答。

正式開始前，我再次向思雅解說等會兒進行EMDR的步驟。我會先請她回憶媽媽撕信這件事，並選出一個想起這回憶時內心最難過的畫面。因為我們要請大腦來處理這份記憶，便需要先將這回憶具象化成為畫面，並提取連帶出現的自我批評與不舒服的身體感受。彷彿是把創傷記憶提取出來，然後告訴大腦：「請幫我處理這個記憶。」

我調整了一下位置，方便待會要進行的眼睛移動雙側刺激。我將自己的位置挪到她右手邊約九十公分處，好讓她不需轉頭，眼睛就可直視我右手指的左右移動。其實EMDR也有專用儀器，由一條電源線連接兩個感應器，案主左右手分別握著感應器來進行。兩個感應器會交互震動，透過對雙手的輪流刺激，也可以刺激左右腦。不過一開始我還是習慣用手指帶領案主的眼睛，如果思雅接下來情緒起伏較大，或哭得太厲害以至於視線無法跟隨我的手時，再視情況評估是否改用機器。

我請思雅回想創傷回憶中令她最不舒服的畫面，並感覺這回憶在畫面中聽見、看見、聞到、甚至想到什麼，以及身體有什麼感覺與負向情緒，藉此具象化整個記憶的感受。思考許久後她回答，最難過的其實是媽媽把信大聲唸給爸爸與哥哥聽的時候，覺得很羞辱、自己不值得被愛，自己是個沒人要的小孩。我問她回想這畫面時，若從〇到十分來評估，困擾程度是幾分。她回答八分。

「具體化這個畫面，想著它和連帶而來身體不舒服、覺得自己不被愛的感覺。」我請她hold住整個負向信念與身體感受，眼睛跟隨我的手指左右移動，一次進行一組約三十次。

做完後，我問她：「放鬆，呼吸一下，有想到什麼或感覺到什麼嗎？」思雅沉默地流下眼淚。我示意她再做一組眼動。

「呼吸一下，放輕鬆。有感覺到什麼嗎？」

「剛剛我覺得我媽媽好壞，怎麼可以對一個小女孩這樣。」

我沒說話。想著痛苦的創傷回憶，同時透過眼動對左右腦交互刺激，能活化思考，讓我們重新消化創傷記憶，對回憶產生新的想法、感受。除非必要，我多半不介入這個重新消化的歷程，默默進行下一組眼動。

結束後思雅說：「我突然想起來，我哥哥一開始覺得好玩，不過發現媽媽開始打電話到處去講時，他有阻止媽媽。」

「很好，跟著這感覺。」我心想太好了，這就是我需要的，隨著眼動刺激，創傷記憶逐步產生變化。雖然第一組眼動沒多久後思雅就哭了，但後續幾組漸漸可以看見創傷在鬆動。

下一組眼動結束，思雅拿起手邊的衛生紙擦眼淚，「我想起哥哥在當晚其實有安慰我，他告訴我媽媽這樣做不好。我知道他後來想要阻止媽媽，但沒有辦法。我還想起他高中有次女同學打電話給他，媽媽也是直接把他手機搶走，揶揄女同學一番。我哥那時也非常生氣。我媽就是那種人，不管對我或我哥，她都要盡力控制，尤其是有人喜歡我們的時候。」接著又平靜地補上一句：「她是個差勁的媽媽，我們全家都不喜歡她這樣。」

我點點頭，又做了一組眼動。

突然間，她大哭起來，「為什麼？為什麼要這樣對我，我是個沒有人要的小孩？嗚……嗚……」

我擔心思雅無法繼續，問道：「妳還好嗎？」她哭著點點頭，確認可以繼續後，我又持續進行了一組眼動。

但接著思雅微微顫抖著說：「我快要感覺不到自己了，好像整個人都浮浮的。」糟了，這是意識消失的前奏。

我心裡雖然暗喊不妙，但外表還是鎮定地說：「妳先幫我把注意力放在腳上，感覺自己能不能感受腳踩在地上。感覺自己坐上椅子上，腳踩在地板，輕輕、慢慢地感受腳底板接觸大地的感覺。如果可以也請妳動動腳的大拇趾，感受自己在控制自己的腳趾頭，感覺自己可以控制自己。」藉由強化對自身與對外界的感受，協助思雅與此時此刻連結。

幾分鐘後，思雅伴隨著深呼吸，慢慢回到當下，「現在好一點了，我剛剛突然回想起媽媽把我關在狗籠的畫面，雖然只有一次，但我好害怕。我看見自己被關在籠子裡，媽媽得意地笑著離開。後來媽媽說她只是離開一下下，想要嚇我，讓我乖一點。但是我真的好怕……我感覺要不見了……要被丟掉了……」

除了思雅，我相信其他part也受到了回憶的影響，因此我透過思雅逐一跟他們核對感受。美恩有點生氣我讓思雅再次經歷這些事，不過沒有阻止我繼續治療，「記得要不讓思雅受傷。」她只丟了這句就不說話了。夫人則表示，如果重新經歷這回憶治療會有效的話，她可以接受。接著又補了一句：「剛剛應該是『小思雅』跑出來了，她還小，不要傷害到她，這是我們大人的事。」

先前的治療中有part提到過「小思雅」，但我對她認識不多，小思雅也從沒在治療中現身過，她突然出現讓我陷入兩難。我要關心她嗎？還是繼續做眼動？諮商過程不允許我思考太久，只能快速做決定。得到可以繼續治療的允許後，我決定先將小思雅的事擱在一旁，晚點再回來處理。

我輕輕問道：「思雅妳還可以嗎？」

她雙手環抱胸前，手掌搓揉著兩隻上臂，藉此來安定自己的情緒，「還可以，現在有比較回來了。」

我接著問道：「剛剛妳說看見自己被關在狗籠裡，現在可以幫我感受一下那個被關起來的自己幾歲嗎？」我想先確認思雅回到了幾歲，也就是小思雅幾歲。

深呼吸了幾次後她說：「我覺得大約是五、六歲的自己，我不太確定……應該吧。」

了解小思雅可能的年紀後，我希望幫兩個思雅建立連結：「好，我們來邀請一下那五、六歲的自己。先放輕鬆，感受一下現在的自己，現在是二〇二一年，妳已經二十九歲了。一邊感覺二十九歲的自己正坐在諮商室裡，一邊讓五、六歲的自己知道現在已經是二〇二一年，我們長大了。」我邀請思雅舒服地坐在沙發上，同時感覺二十九歲與五、六歲的自己，透過同時感覺今昔的兩個自己，來促進整合時間感。

幾分鐘後思雅說：「好一點了，可以感覺到自己的腳，不像剛才浮浮的。」

見思雅呼吸變得平穩，雙手不再來回搓著，我便決定繼續下一步。「很好，我們現在同時感覺兩個自己，一個現在的自己，一個五、六歲的自己，hold住這兩種感覺。」我請思雅繼續進行一組眼動。

結束後，思雅說：「好奇怪，我感覺胸口有融在一起的感覺，有點涼涼的，像是兩個冰淇淋原本各一球，現在彷彿融在一起似的。」

又進行了幾組眼動之後，思雅更能清晰感受腳踩在地上。

我們回到一開始的畫面。思雅表示，現在對畫面感覺比較模糊，回想起來比以前好些，雖仍有不值得被愛的羞愧感，但困擾程度降到了四分。面對這回憶時，沒那麼想要逃避了。透過思雅，我詢問美恩「現在」怎麼看信被撕掉這件事，思雅說美恩只是「哼」了一下，不想說話。夫人則是覺得這樣很好，早該來治療了。進展到這裡，我覺得安心了點，心想太好了，快！乘勝追擊！無奈，現實總是殘酷的……

做下一組眼動時，思雅突然面露痛苦：「我看見媽媽的笑臉，覺得好可怕，脖子有種被掐住的感覺……」她閉起眼睛雙手掐著自己的脖子，開始乾嘔。

我心想不妙，立刻停下手的動作：「開張眼睛看我一下，看我的眼睛。然後上下左右看看諮商室四周，讓自己知道現在在諮商室裡。妳知道妳在這裡嗎？」

思雅看看我，痛苦地點點頭，我猶豫著是要暫停還是繼續，我不知道為什麼自己選擇繼續，「忍耐一下，我們跟著這種感覺，但妳知道妳是坐在這裡的。我們再進行一組眼動。」治療時讓人難以抉擇的剎那就是這樣。做EMDR不會一帆風順，起起伏伏的情緒很正常，心理師必須在一瞬間下判斷。情緒往往如夢境般快速變化，上一秒才露出曙光，下一秒立刻陷入痛苦深淵，沒有邏輯可言。很痛苦時究竟是要停下來還是繼續？沒有標準答案。治療前我教思雅真的想停下來時，可以舉起手讓我知道，但此時沒看見思雅的手勢，我便決定繼續。

「我看見媽媽跟著我一起進去籠子，我們兩個都在裡面。她跟我一起坐在裡面了。」這次眼動完後思雅說。

我的胃抽動了一下、兩邊鬢角微微發麻。我不知道接下來要發生什麼，便沒說話，默默再進行一組。

「有次爸爸喝醉酒，說媽媽有為那次把我關到籠子感到自責……我不相信……媽媽自己從沒表示過……我不認為她會道歉……」思雅邊說邊用手撫著剛剛被掐過的喉嚨。

我輕輕地說：「沒關係，我們不用要求自己一定要怎樣，順其自然就好。想到什麼就讓它自然發生，我們繼續。」我擔心思雅在是否原諒媽媽之間擺盪，眼動需要的是順其自然、讓想法發生，不需刻意強求。

「我看見二十九歲的我，在籠子外面問五、六歲的我：『妳還要在籠子裡嗎？妳要跟媽媽待到什麼時候？』」思雅流著淚說。

思雅手撫著脖子，眼睛跟著我的手指進行了幾組眼動之後說：「媽媽有時候在籠子裡，有時候不在。畫面變來變去的。我感覺到二十九歲的我很想把五、六歲的我救出去，但是五、六歲的我不一定有聽見，她一直看著媽媽的方向。她好像希望媽媽帶她出去。我好恨喔，這是不可能的！媽媽不會做這種事，為什麼她還想不透！」說著說著，思雅又掉下眼淚。

我依然沒說太多，僅表示我聽見小思雅好希望媽媽帶她出去，接著又再進行了一組眼動。

結束後思雅哭著說：「我跟小思雅說：『媽媽就是不會帶妳出去，妳為什麼還要在這裡？』她回我：『妳不是也在籠子裡嗎？』突然間我發現二十九歲的我和小思雅兩個人都一起在籠子裡，我才驚覺原來我們都一起在籠子裡。」

我問思雅：「二十九歲的妳想離開籠子嗎？」

「想。」思雅點點頭。

「二十九歲的妳已經不一樣了，長大了，跟五歲是不一樣的，妳有能力離開籠子。請妳想著『自己有能力離開籠子』，妳可以離開、妳也想離開。」我請思雅抱著這個想法，再進行一組眼動。

做完後，思雅有點崩潰地流淚說道：「我問小思雅要不要跟我出去，她好害怕，覺得外面好危險。」我請她看著小思雅，想著心裡想對小思雅說的話，再一組眼動。思雅抽了張衛生紙，擦乾眼淚回答：「我牽著小思雅的手，告訴她我會保護她，現在的我可以保護她，外面的危險我們可以一起克服。雖然她還是害怕，但她願意跟我一起出去看看。害怕也沒關係，我可以保護她。」

看見思雅可以把小思雅帶出籠子後，我把她的注意力拉回一開始的信件創傷，決定暫時擱下籠子與小思雅，有空再回來處理。「我們回到媽媽唸出妳的信這件事，現在妳看待這件事，有什麼不同了嗎？」

思雅微微皺眉回想，「因為籠子的事，我都快忘了還有這件事了，現在我覺得記憶比較模糊，硬要講的話大約二到三分。」看來這段記憶已開始消化，如同靜止的小船，輕輕一推，才會慢慢往前移動。我詢問美恩、夫人跟其他part有什麼想法。

思雅閉起眼睛，眼皮下的眼珠子不自覺地左右移動。「美恩沒說什麼，倒是K笑著對你眨了一下眼，夫人覺得這樣很好，小思雅靠在我身邊。其他人我感覺不到……好像還有人……我知道有人，但我感覺不太到他們。」

得知part們至少都穩定偏正向回應後，我有信心再繼續。「非常好，謝謝她們讓我們可以進行眼動治療，請跟著這二到三分的不舒服。」幾組眼動之後，思雅說：「我看見夫人、美恩、K一起跑進我小學三年級的身體，我們站得比較挺，大家一起告訴媽媽不要這樣做，我感覺到大家給我的勇氣。」

我們繼續眼動下去。「畫面裡的媽媽因為我大聲阻止她，停止唸信了，很生氣看著我，說我沒禮貌。但是我不害怕，我告訴她這樣做很傷害小孩的自尊心，小孩子又沒有錯。她很生氣罵我不孝，我們很有力地回答：『這不是孝不孝順的問題，妳錯就是錯了。』所以我請她停止。」思雅身體漸漸挺直，聲音也比較亮了，可以感受到畫面中的思雅比較有力氣，也較有能量。

再一組眼動後，思雅的聲音卻變得沮喪：「畫面中的我，可以好好向她表達，但現實中的我還是無法……」回憶中很有能量的思雅，忽而又溢回現實中的無力，她左手扶著額頭輕輕搖了一下。

我安慰她，「沒關係，我們先不要想現實的事，還是聚焦在回憶上。請繼續幫我感受媽媽唸信這個回憶，聚焦在這回憶就好。」現實和回憶本就會交織，我認為目前還是應先處理困擾的回憶，因此請思雅把注意力再拉回來。

突然思雅慢慢站起身，自顧自整理起衣褲，拉平針織衫、把卡其長褲往下順直，整理妥當才緩緩坐回沙發，靜靜看著我。

盯著眼前的思雅，我心臟抽了一下，本應開口說點什麼，但直覺叫我閉嘴。我們就在靜默間相視了三十秒。思雅突然拍手大笑起來：「哈哈哈哈！你發現啦！你一定在想怎麼又換了人對不對？」說完眼前這位思雅對我眨了一下眼睛。

聽完她的話，我不自覺地將背往沙發一靠，露出疲倦的微笑：「對啊，我確實是嚇到了，想說怎麼又變人了。請問你是？」我猜是彩虹，但面對突如其來的轉變還是保守一點。決定謹慎應對後，有那麼一瞬間我的內心吶喊道：「Fuck～我就知道事情沒那麼順利！」

眼前這位思雅突然一臉正經，「你不記得我了嗎？」語畢又大笑起來，「直覺敏銳的小鬼，我是彩虹啊！耶！我又說了名場面台詞了！！！爽～」內心疲憊的我問他為什麼這時候會出現，彩虹說他自己也不知道。他把右腳翹在左腳上，閉起眼睛，左手托著下巴，「讓我沉睡的小彩虹來思考一下～」

我真的沒力氣陪他玩了，又是該死的動漫梗。彩虹似乎發現了我的焦躁，「好啦，台詞我都有唸到了，不玩了，是『口罩』推我出來的，那個掌管思雅記憶生死簿的人。」

我皺了皺眉，「生死簿？我之前好像有聽夫人提過，有個part掌握了很多思雅的記憶，他會視情況決定讓思雅知道多少。」

彩虹表示自己跟他不熟，只是被他自作主張推出來而已。我透過彩虹跟口罩寒暄了一下，歡迎他今天願意出來跟我們互動，詢問口罩有什麼想要告訴我們的嗎？只見彩虹搖搖頭：「『還沒～還沒～現在還不是讓思雅知道的時候。』口罩要我這樣告訴你……唉呦，你為什麼不自己講啊，推我出來幹嘛？這又不是我擅長的場子。你再囉嗦我要走囉！」突然間彩虹自言自語起來。口罩與彩虹開始在內部互動，一時間我分不清楚到底是誰在說話，不知從何下手。我想這時最明智的選擇是默不作聲，先觀察再說。

最後彩虹搖了一下頭，吐了口氣，「煩耶，總之就是口罩覺得你太快了，他要停止你今天的治療。懂嗎？」

聽完我意會過來了，太快了。我隨即向口罩表示感謝，我了解對於有些part來說，今天的進展太快了。不管記憶處理得如何，只要有人覺得太快，就是太快了。

彩虹又說：「沒錯，他說你進展太快了。但這不是我的工作，我覺得這進展根本還好，他小看思雅了。但我不管，他莫名其妙推我出來擔，我很不爽，你也別惹我喔。」

我微笑對彩虹說：「不會啦，辛苦你了。雖然是被踢出來的，你為了思雅還是認真地阻止諮商。你認為思雅對今天的治療是撐得住的，但口罩有疑慮你還是願意出面阻止，你真的很替大家著想。」理解完整體的脈絡後，我依然試著找出各解離part努力為思雅著想之處，並讓他們看見自己的努力。

這時反倒換彩虹不好意思了：「你這小鬼很會說話唷，所以我才喜歡你。不像柯醫師那麼古板，我都不想跟他說話。每次柯醫師跟思雅講話時，我都躲著不想出來。他很好，但我不喜歡他。」

為了思雅與柯醫師的醫病關係，我試圖解釋柯醫師對思雅的協助，彩虹回說自己只是不喜歡他，沒有否認他對思雅的協助，要我別擔心。我感謝彩虹的體諒，同時再感謝口罩一次，讓他們知道他們每個人的舉動對思雅都很重要，都是在保護思雅。今天口罩發現思雅可能受不了，就立刻把彩虹推出來阻止諮商，他做得很好。我們今天會停在這裡，不會勉強任何人繼續。

彩虹聽完，說：「呵~口罩覺得你上道，他很少對任何人表示意見的。你不只是直覺敏銳的小鬼，還有兩下子。」

「謝謝你們的稱讚，我們今天不會再繼續了，先在這裡停下來。不過結束前我還想和思雅說一下話，可以先讓思雅回來嗎？你放心，我們不會繼續進行的。」

思雅的頭往右邊撇過去，用力一下眨了眼睛，幾秒後搖搖頭，「……嗯……」

「思雅嗎？歡迎回來。」我心想也太突然，不過好險回來了。萬一換不回來也是有點麻煩，總不能讓思雅以其他part的狀態離開諮商室。看到思雅回來，我趕緊問她：「剛剛的對話妳有印象嗎？」

思雅兩手揉著太陽穴，說有點印象，但也有點模糊。我簡要說明了我與口罩、彩虹之間的對話，並表示我們同意在這裡停下諮商。思雅說，對於停下諮商是為了她好的這些話，她有印象。我告訴她這些part時時刻刻在保護她，這對他們而言是很重要的工作，我感謝他們提醒我太快了，我們會慢慢來。

提早結束後，我先送思雅離開，請小琪為她安排下次預約，我再回到諮商室。離下個案主還有些空檔，我沒坐回習慣的單人沙發，而是坐進思雅的雙人沙發座。

坐在沙發正中間，雙手高舉靠在椅背上，頭向後倚，閉上眼睛，我回顧起今天的治療。口罩啊~看起來是承載痛苦記憶的part。有些ＤＩＤ的人確實會有特定的part去承載痛苦記憶，我讀過一些例子，這些part會觀察主人格的治療進度，視情況決定讓主人格回憶起多少過去。治療有進展，他們就慢慢讓主人格回想起更多，因為他們理解現在主人格漸漸可以承受痛苦的創傷記憶了。相反地，若該part覺得進度太快或是治療無效，也會以隱微的手法出手干涉……也不一定隱微啦，有時會像今天這樣直接出手。他們不一定會正面出來跟治療師對談，我比較常遇到的是，治療週間案主說自己想起更多事了，好像是有人要他想起來，但未必知道是誰讓他想起來。

今天口罩的出現，一方面是覺得諮商進程太快了要阻止我，另一方面則允許彩虹說出他的名字，這，應該算是正向進展吧？我感受到他給了我一個訊號：「有我這個part，而且我在看著你」。但就算被他這樣警告，我仍認為是正向進展，這並不是我過度樂天。他大可以不讓彩虹說出「口罩」這兩個字，我相信他有能力這麼做，但他還是讓彩虹說了。彩虹被推出來雖然不爽，但他倆應該還是有默契在，不是彩虹擅自說出，可見他們同意讓我知道口罩的存在，而不是選擇繼續隱身……

隨著各個part漸次浮現，治療所耗費的心力也等比上升，我需要在治療過程中持續看見正向的光，才有辦法持續向前。後腦突然痛了起來，今天真的不行了，剛剛的治療歷程實在有夠硬……

第8章 瓦解恐懼

時間來到十二月下旬。上次諮商，除了口罩最後出來的部分，進展應該算不錯，可以看見記憶開始消化，思雅在回想國小撕信事件時的感覺漸漸模糊了。

心理治療中有一個西洋棋的比喻。若將國王這個棋子比作創傷，國王的部下，例如騎士、主教、衛兵等，就代表創傷所衍生的憂鬱、焦慮甚至解離的症狀。如果國王（創傷）的影響力下降，連帶地周遭衛兵症狀也會下降。這就是明明我要處理的是思雅無法進食的問題，卻跑去談小學時信件被媽媽到處宣傳這個創傷事件的原因。一般人可能會狐疑，為何心理師優先處理的不是自己的主要困難而是別的事，當初也是向思雅說明了好一陣子，她才了解為什麼我們必須先處理信件問題。

兩個星期沒見到思雅，對於今天的見面我格外緊張。雖然西洋棋理論告訴我處理了信件事件，進食問題就會舒緩，然而理論與實務的差距往往令人遺憾。我自己也曾有過處理了創傷，但現實困擾依舊揮之不去的經驗。我帶著擔心緩緩步入診所。

「早啊，艾迪，你今天有四個案子，張小姐是下午最後一個，晚上還有一位喔。」小琪劈頭就對我說，彷彿特別提醒我今天跟思雅有約。沒錯，思雅姓張，我都快忘了。

「怎麼只有張小姐妳特別提醒？」

「問你啊！除了之前的賀先生，你就沒有……啊抱歉，是最近除了張小姐之外，很少看到你諮商完出來恍神恍神的，所以特別提醒你張小姐在什麼時段。」小琪禮貌性對我點了一下頭示歉。

「沒關係啦，事情很久了。我很少想到這事了。」

「艾迪我問你，不論賀先生、張小姐還是其他案主，你覺得他們有感謝過你們心理師嗎？」小琪難得問和行政不相關的事。

「當面講的不多，但內心深處有吧。心理師就是隱藏在人們的背後，人們不被允許看見脆弱。至少目前社會對諮商的接受度還是不夠。」

「那你們的工作都沒有被肯定，不會很孤單嗎？」

「唉不談這些了。我會記得晚上還有最後一個案子，要打起精神來，不然很對不起張小姐之後的案子。我先進去準備了。」我刻意忽略小琪剛提到賀先生的事，走入諮商室。

「下次還是要注意一點啊～小琪。」諮商室外傳來林醫師的聲音，感覺特意壓低了音量。「賀先生寫不出曲子在網路上怪艾迪的事，就別再提了。」

小琪的聲音有點慌：「啊，被你聽到啦！為什麼我在櫃台不論說什麼，醫生你在診間都聽得那麼清楚？」

「嘿嘿～我耳朵特別好啊。欸，不是！小琪妳別岔開話題。我是叫妳別再亂提這件事，艾迪好不容易開始振作起來……」

「兩位我都聽到囉！我不是意志消沉，只是想休息一下……諮商室門沒關，我聽得一清二楚，兩位～」我坐在諮商室裡提高音量講著，心想他們當我聾了嗎？不過……原來我給人感覺是這麼消沉啊！我確實是在賀先生寫不出音樂這件事後，不再接新案，這半年來都只服務舊案。但說我消沉……應該說，我這些日子一直在思考心理諮商的本質是什麼。過去我的信念是幫助案主解決問題，但賀先生的心理問題被我解決了，其他方面的新問題卻隨即產生。我不得不重新思考，解決問題真的是心理治療的本質嗎？

「艾迪～事情都一年多了，你當時的處理根本沒問題啊——」小琪從櫃台高聲回應我。

小琪的話也把我從思考中拽回現實，確實現在不是想這個的時候，幾分鐘後還要上工，得把思緒拉回來才行。

「算了，都別說了。就跟我之前在醫學中心一樣，有時你盡了全力，試圖做到最好，還是會有人不滿意。之前在醫院看了很多，『人』的對錯是複雜的，只有當時最好的解決，沒有完美的解決。有時我們太貪心了，什麼都要……這件事就此打住吧。可以開鐵門，開始看診了。」林醫師站在櫃台與諮商室中間，直接對我和小琪說。

連續接完兩個案子後，終於輪到思雅了。從下午兩點接案到四點，我已經有點疲倦。想到要與思雅見面，腎上腺素勉強又讓我打起精神。有趣的是身體似乎知道這種精神是假的，等到五點接完案整個人就會脫力。但就算是假的也沒關係，我現在就是需要好好利用這股精神來面對與思雅的諮商。

下午四點左右，看見思雅踏進診所。今天的裝扮與上次差不多，同樣是那件深綠色牛角外套，小碎花米色襯衫與深藍色牛仔褲，妝感與髮型也和之前差不多，直覺這應該是思雅沒錯……大概。

「哈囉，這兩個星期過得如何？」

「嗯，這兩個星期還可以。」思雅微笑回答。

「很好，那我好奇確認一下，妳現在食量……就是進食方面還ＯＫ嗎？」

「可以吃得下，喝得下東西，比較不會想吐了。體力有好一點，我沒有量體重，有點不敢量，大概四十六、四十七吧。男友和同事有說我氣色好一點了，大概這樣。」

「我看起來妳氣色確實比較好，之前比較憔悴。有這樣的改善很棒，至少我們知道妳現在吃得下。」我仔細端詳一下思雅的外觀氣色，同時帶領思雅去看見自己的改變，有時改變雖然只有一點點，卻很重要。案主需要去看見那一點點的不一樣，小改變會帶來大改變。

確認其他part的感覺也很重要，我接著問：「那請問一下，其他part怎麼看妳可以吃得下東西這件事？」

「我沒有問過他們這件事耶，我想一下喔。」只見思雅微閉眼睛，透過眼皮一樣可以看見眼球左右些微晃動著。「K說體重跟BMI不準，我們要看的是體脂，改天去健身房要仔細測一下，身型看起來不滿意，但還可以接受。美恩說她只要不那麼擔心被拋棄就沒事，如果不那麼擔心被拋棄，身材的事交給K處理，她無所謂。夫人覺得這樣很好，有治療就好。彩虹嘛……他好像覺得不關他的事，我們開心就好。還有一個我覺得陌生，不確定是誰……有點熟悉感，也有點怪怪的。」

「是口罩嗎？」我有點好奇，也不知道現在的他願不願意出來。

「我不確定，畫面有點模糊。感覺上有點熟悉，好像記得卻又記不起來。」

我私下認為是口罩的機率很大，現在他或許不想出現。與part工作，耐心很重要，勉強不來。「沒關係，我們只是要讓他知道，如果他想出來，隨時可以。如果還沒有準備好也不勉強。」

「我對他的感覺很怪，怎麼說呢？我有點害怕，但他又給我善意的感覺。很矛盾，不太會形容。」

「我想是因為他承載了一些妳的記憶，替妳承受痛苦，或許他還在評估妳能不能接受這些記憶，也很猶豫要不要讓妳回想起這些記憶。他有在聽我們說話，我只想讓他知道，如果有任何想要表達的，我們隨時歡迎。」說完後我重新將身體坐正，暗示需要將話題拉回來。「我們回到媽媽唸妳的信這件事，現在妳回想起這件事，感覺有什麼不同嗎？」

思雅表示現在這段回憶回想起來有點模糊，硬要想的話約有三分困擾。知道分數後，我請她懷著這困擾的感受，進行接下來的眼動工作。一開始我還是選擇用手的移動來引領她的眼睛，視後續狀況再決定要不要使用儀器。

「我看見我告訴媽媽她是錯的，不可以這樣羞辱那麼小的小孩子。對，我想起那種感覺了，那是一種被羞辱的感受。小思雅覺得被羞辱了。」思雅說著說著開始哽咽，我沒回答，又進行了一組。

「我劈哩啪啦罵了媽媽一陣子，沒有等她回嘴。有種舒坦的感覺，但……隨即覺得自己很不孝，不可以罵媽媽。」說這話的同時，思雅抽了張衛生紙擦拭眼角的淚。

我告訴思雅這是正常的情緒狀態，很多時候父母親對我們做了不應該的事，我們會很氣，生氣的同時又有罪惡感。一邊對父母生氣，一邊有罪惡感，是很正常的。大部分的人都是一邊氣爸媽、一邊愛他們的。我邀請思雅同時感受這兩種感覺，讓憤怒與愛都停留在身體中，再進行了一組眼動。

「不知道該怎麼說，我有種奇怪的感覺，好像自己可以恨、也可以愛。以前沒有過這種感覺，我胸口悶悶的，又感覺到釋放，好奇怪喔。」思雅的眼淚再次流下，似乎在訴說著愛媽媽的不甘心，同時也想接受這股感覺。我聽完，只是點點頭，用手指示意繼續眼動下去。

類似的情況約莫持續了五分鐘，思雅敘述著對媽媽的痛恨與反抗，但眼神裡始終流露出對媽媽的愛。可以感受到思雅滿載的情緒正在宣洩，除了持續眼動，我可以做到最大的溫柔就是默默陪她看見這一切矛盾。

「胸口的痛有種化開的感覺，像是很熱的水，從胸口流到其他地方，水溫慢慢降低。

很奇怪的感覺，一種……我知道我心裡愛媽媽，也無法抵抗她，但同時可以指責她做錯事了的感覺。」宣洩了幾分鐘後，思雅終於出現了和緩的跡象，也讓我們看見改變的曙光。

「很好！邀請妳慢慢地去體會這種化開的感覺，那種熱水流到其他地方後慢慢冷卻變溫的感受，讓它流淌到全身……沒錯，可以愛媽媽也可以指責媽媽。我們再進行一組。」

「呼~胸口有點卡，有點吸不到氣。」思雅胸口起伏兩、三次，又吸了很大一口氣。我邀請她慢慢地吐氣，感受空氣從肺裡經過氣管、喉嚨，沿著口腔到舌頭、慢慢從嘴唇吐出去，接著繼續移動我的手指。

「有好一點，感覺那股熱水化遍了全身，我全身都可以感覺到水的溫度，不燙也不會太冷，溫溫的。」

「可以多說一點這樣的感覺嗎？讓我多了解一點。」我有點好奇她怎麼看待這樣的感受。

「要怎麼說呢……好像，我有點可以接受這件事，可以接受愛她、也討厭她。我以前都覺得不可以討厭媽媽，不論她怎麼樣就是不可以討厭她。不是常有人說嗎？父母親都是愛孩子的，他們不會害小孩，所以我覺得是我的問題，我媽媽不會害我。這罪惡感很深、很深……內心覺得討厭媽媽就是壞小孩，是我的錯媽媽才會這樣對我。是我不乖……」說著思雅右手摀著胸口，低下頭。

「我看見妳手放在胸口上，我想請妳去感受右手手掌放在心上的感覺。感覺一下手心的溫度傳到胸口，讓心臟感受到溫暖。」

「嗯，我現在可以感覺到手掌的溫暖傳遞到心臟上。」思雅閉起眼睛去感覺手掌帶給心臟的溫度。

「很好，請去感受『現在』的妳，也就是坐在這裡的長大的妳，妳用的是二、三十歲長大的手來給自己溫暖。一邊讓自己知道自己長大了，一邊感覺手帶給心臟的溫度，感受那個溫暖。」處理創傷很重要的一部分，是讓案主覺察現在的時間感，我透過口語讓思雅知道現在她已經長大了。

「我可以感覺到手的溫度漸漸傳到心臟，再慢慢傳到胸口周圍。突然間能夠感覺到自己，知道現在自己是二、三十歲了，已經長大了，周圍視線變得比較明亮。」

「很好，當我們覺得視線明亮，就是比較活在當下。邀請妳去感受自己活在當下的感覺，感受胸口的溫暖，也感受看看自己的腳踩在地上。我們再一組眼動。」

眼動過後，思雅回答：「現在我覺得有股溫度蔓延全身，很舒服。」

「很好，現在請妳回到媽媽唸妳信這件事，單純只想著這個回憶。現在的妳回想這件事會有什麼不同嗎?」我請思雅單純對這個記憶進行回想，若是聯想太多反倒會干擾記憶的處理。

「現在嗎?我覺得很模糊，想不太起來細節。如果沒有硬要去想的話，應該是沒有困擾的感覺。」

「Good，不需要去硬想，稍微回憶、沾一下即可。如果沒有太大困擾，就不需刻意去想。那妳現在怎麼看這件事呢?」如果不舒服的記憶已經開始消化，認真再去喚起只會讓治療效果受到干擾，所以我請思雅僅是感覺一下不舒服的記憶，區辨現在回想與之前回想有什麼差別。

「現在嗎?其實……我現在覺得這不是我的錯，這是我媽媽的問題。我沒有做錯任何事，只是有同學寫信給我而已。」

「非常好，我需要妳懷著這個想法，想著『這不是我的錯』，我們來把它強化一下。」我們再眼動了一次。

「也夠了，這件事困擾我十幾年了，是時候該結束了。真的不是我的錯，可以放過自己了……剛剛聽見有人說『結束了』，但是我不知道是誰在說話……」思雅深深地吐了一口氣說。

「聽起來像是妳心中有人也同意這件事情需要結束了，不知道是誰沒關係。我們讓他知道說，我們聽見了。」我說完，示意思雅再進行一組眼動。

「我跟他說我有聽見了，謝謝。他好開心，好奇怪……我……連他是誰都不知道，但是我心裡好暖，不知道這是什麼意思，但是我知道他很開心。」思雅又哽咽著流下兩行淚。

「太棒了，我邀請妳記得這份開心的感覺，這對妳來說很重要。可以花一點時間來感受，給自己一點時間沒關係。」

思雅花了幾分鐘安定自己，與自己相處，一邊流淚、一邊微笑。這段時間裡我沒有說話，只是給她時間。幾分鐘過後，她擦乾眼淚整理好儀容，重新看向我。

「我整理好了，謝謝你。」

「很好喔，妳現在感覺怎麼樣？」我好奇這幾分鐘裡她發生了什麼事。

「感覺很舒服，身體很輕，視線比較清楚，看你好像也更清楚了。這樣講也許感覺很奇怪，但我以前看世界或是看人有時會有種糊糊的感覺。不是視力問題，我看得到周圍但有種霧感，現在大約好了40%，有比較清楚的感受。」

「很棒，感覺越來越回到現在了。我們來問問其他part有沒有什麼想說的？美恩跟K

有什麼想說的嗎？」

思雅閉眼沉吟了一下，睜開眼說：「哈哈，K說：『不要cue我啦，我很好啦！』她好像有點緊張，但是開心的，不要緊。美恩覺得很好，不過擔心這樣的好只是短暫的，還要再觀察。夫人認為美恩說得很對。」

突然間，傳來一陣「咕～咕～」的腸胃蠕動聲。「呃，突然有點餓了。」思雅話說到一半不好意思地笑了。

「看起來大家覺得可以吃東西了，很棒，也許諮商結束後可以想想要吃什麼。」

「我現在突然好想吃壽喜燒，但K有點不能接受，她說太油了，青花菜與豆腐湯吃起來比較清爽。我不太想理她，她說她只是建議，沒有一定要我吃那些。」

「很有趣，請妳閉眼睛想像一下待會去吃壽喜燒的樣子，去感覺一下這樣想像時，身體有沒有哪裡是舒服、放鬆的。」聽到爭論清淡與油膩，一時間我揚起了嘴角，接著邀請思雅去感受一下肚子餓的感受，感受那種身體想要吃東西的慾望。

「有種餓的感覺，是好的感覺。不知道這樣說對不對，那是一種能量感，覺得可以吃得下的能量，我想像吃進東西後可以將能量帶到全身。好像手與腳都更有力氣、更穩定了。」

「非常好，花點時間去感覺一下這股能量擴散在身體中，慢慢擴散……」我同樣邀請思雅慢下來，去感受想吃東西的能量，協助思雅慢慢感覺到自己的力量。

「我覺得很好，有一種我可以正常吃東西、也有食慾的感覺。K問我如果正常吃東西，要不要考慮一六八，她覺得這樣比較健康。我回答先不要，我想要慢慢來，之後再考慮一六八，請她放心我不會肆無忌憚亂吃。」

正當我替思雅開心、想說些什麼的同時，她又繼續接下去：「突然覺得這是個有趣的體驗，自己和自己的身體對話，你可以感覺到這些聲音的話語，活生生似的很自然，她們好像都有自己的思想，隨心所欲說出她們想講的話，覺得很好玩。我以前覺得心裡或腦海裡有聲音是自己的錯覺或瘋了，現在有種『真好～』的感覺，我不確定你懂不懂我在說什麼。」思雅說著說著，笑了。

「一切安好的感覺嗎？」

「對對對，沒錯，就是一切安好，歲月靜好的感覺。我好久沒有感受到的寧靜感，以前有過，但忘了上次這麼寧靜是什麼時候了。嗯……飢餓的寧靜，有點餓，有點平靜。」

「很開心妳有這種感覺，那我們稍微回到媽媽唸信這回憶一下，現在想起來有什麼不同嗎？」

「現在嗎？我都快要想不起這件事了，現在這件事情離我很遠，不太有負向感受。應該就是〇到一分上下吧。」

「很好喔，還有嗎？」

「嗯……如果真要說的話，我可以感覺美恩和夫人跟我說這不是我的錯。但有種未完待續感，事情還沒結束。我指的是好像還有東西需要解決……對，有人想告訴我事情還沒結束，我不太確定他是誰，影像糊糊的戴著口罩、看不清楚臉。」思雅突然皺了一下眉頭。

「是，沒錯，事情還沒有結束。但如果我們先單論這個記憶呢？就是這個記憶而已。」這樣說是因為我心裡有著現在不想多開一條戰線的盤算。看起來是口罩出現了，但由於沒感受到惡意，我選擇先不處理。

「如果只是這個記憶，我們都知道過去了。回想起來或許還會難過，但不會有困擾。只是……」思雅長長地吐了一口氣。

「怎麼了嗎？」面對思雅的欲言又止，我好奇她在想什麼。

「我們的諮商以後就會以眼動處理記憶為主嗎？」

「應該是吧，如果過去記憶與症狀都開始舒緩，代表這方向是有效的。接下來的諮商就會以這種方式進行。」其實我不懂思雅想問什麼。

「嗯……跟以前的諮商不太一樣，以前心理師都會跟我聊很多。」

「所以妳希望我也跟妳多講講話嗎？」

「也不是，只是不太習慣眼動的方式。」

「我們可以隨時調整，EMDR確實會比口語治療少一點談話，如果妳覺得講話太少我們也可以修正。」

「目前覺得眼動是有效的，先維持這樣吧。只是……跟以前的諮商不太一樣，需要消化一下。」

「我知道了。今天先處理到這邊，我覺得這是一個好的結束，待會就去吃點東西吧，吃一些會讓自己開心的東西。諮商方式如果有需要調整再讓我知道。」

結束諮商後，我照慣例送思雅出去。自動門才剛關上，身後就傳來小琪戲劇化的聲音：「艾迪你的餐點來囉~你今天竟然吃小籠包跟炒飯？會不會太奢侈？」

「妳怎麼會知道我吃什麼？」

「袋子外面有明細啊，這袋子紅色的這麼搶眼。我都很好奇你每天吃什麼，你只有一個小時晚餐，想也知道會訂外送。我每次都很期待你點的東西，從韓式炸雞、天貝健康餐盒、豬肝湯、墨西哥捲、未來肉餅，你什麼鬼東西都訂過，看你訂的餐很療癒說～曾翔心理師就很無趣，他在意身材每次都吃水煮餐盒，而且只吃同一家，我不行。」小琪單手托著下巴，誇張地搖搖頭，一手按下鐵門遙控器繼續說：「你知道嗎？看你訂的晚餐是我做便當的靈感來源，你看我今天做的是越式春捲喔！」說完她很興奮地拿出自己的便當。

「靠～連這種東西都生得出來！春捲皮哪來的！我還沒看過人家自己做這東西。」

「這很簡單啊，我家巷口有家專門賣移工東西的雜貨店，裡面就有春捲皮。包一包很方便的，難的是醬汁。這醬汁我還特地買越南當地的品牌，這樣才道地。」

「那……一顆小籠包換一根春捲，要嗎？」因為剛剛的諮商最後談到食物，現在我也食慾大開。加上很久沒有吃越南料理，忍不住想跟小琪換一下餐點。

「兩個小籠包換一根春捲！我這是職人手工春捲耶，只換不賣。」

「可惡～～成交，妳賺到了。我這兩顆小籠包要四十吧！」

「哈哈，應該是四十四，我算過了，拿去～你的春捲，別說我對你不好。我還有自製手沖咖啡包，店家說是KONA夏威夷咖啡豆喔，上次去咖啡店學的，友情贊助～不用謝我了。」

「哇，感謝！我現在需要這酷東西！我先去諮商室吃飯了。」看到咖啡又讓我開心了一下，準備回諮商室好好享用。

「等等～B諮商室曾翔七點要用，C諮商室裡面有紙箱，晚上才會清走。回自己的A諮商室吃，別跑去別間吃，把味道弄得到處都是。」

「曾翔人很好，OK的。我六點吃完他七點用，有一個小時可以散掉氣味。」我還是不死心想盧一下。

「OK你個頭啦！上次就是他問我誰在那間吃飯的。他人好是好，但遇到案主的事他就會變成固執的老頭，非常講究每次諮商時裡面擺設要一模一樣，不能呼嚨他。回自己的A去吃。」

「好吧。」吃了閉門羹的我只好摸摸鼻子，端起自己的餐點和換來的春捲回到A諮商室。我第一次發現義大利麵跟水餃原來氣味這麼重，就是在這間諮商室，密閉的空間，除了沙拉什麼食物的味道都很重。希望待會兒六點的案主不要介意空氣中殘存的食物香氣。算了，不管了！現在的我，只想享受大忙碌後的小確幸。

第9章 消失

距離上次諮商又過了兩個星期，來到一月初，我和思雅的諮商正式超過一年。這期間我們本來應該還有一次諮商，也就是今天。是的，「本來應該」。就在昨晚，我接到思雅請假的消息，請假原因：「不來」。我最怕的就是看到這種超簡短的請假原因，不來是指身體不舒服？不想來？無法出席？還是什麼？當然我也不可能再請小琪打電話去詢問，對有些談者來說，都說不來了還打電話去問，是很不禮貌的。為了不增加小琪的行政負擔，也怕被她唸，基本上案主寫了請假理由我就不會再去打擾，只是這個「不來」還是讓我覺得有點蹊蹺。今晚跟志雄有約，本想討論截至目前的進展，順便聊聊今天的諮商，嗯……看來今晚要聊的可多了。

其實我對於上次諮商是很有信心的。說句不慚愧的，我如果當天表現很好，都會自信心爆棚、覺得自己超強，回家路上還會讚嘆自己是不世出的天才。不過不需要擔心自己過度膨脹，這種自信滿滿的心情通常只能維持一天，隔天早上氣球就洩了。我知道沒有天天過年、每次表現都很好的日子。

晚上諮商完已經九點半，這時間坐捷運再步行到店裡一定會來不及，而且諮商一整天後覺得肩上的包包好沉重，索性揮手招輛計程車直接前往東區。平日的東區晚上怎麼車這麼多，大家明天都不用上班嗎？財富這麼自由？心裡一邊嘀咕，一邊反覆查看手機的時間。好不容易穿越忠孝東路的車流與動輒九十幾秒的紅綠燈，抵達酒吧門口已經十點十分了。

這間酒吧門口的裝潢模仿復古火車頭，要進店內還得先敲敲車長室的門，車長室的門自動打開後，客人要像乘客一樣跨進火車頭才能進到店內。這種設計是很有創意啦，我第一次白天經過時還以為是模型店或便當店呢。但現在對已經遲到的我來說，只覺得麻煩。急忙跨進車廂後隨口告知服務生和人有約，逕自往二樓包廂去。

「哈囉，你總算到了，我都喝完第一杯了。」志雄右手端起酒杯朝著我，嘴角上咬著garnish用的牙籤，一付要敬我的模樣。沒錯，他又咬著東西了，上次是吸管這次是牙籤，是口腔期不滿足嗎？還是覺得這樣很帥啊？都四十幾歲的人了，我都快被打敗了。這模樣加上招牌的長髮與小圓眼鏡，再加件花襯衫的話就超像道上混的。

「別說了，我累死了今天，剛剛接案時腎上腺素激增，現在被反噬得提不起精神，超累。年紀有了，下班後很難保持活力。倒是你，最近怎麼有空一直來台北，你不是很忙嗎？」

「對啊，我也覺得一直新竹台北跑有點累了。今天下午有網路公司找我去錄小單元，一個叫作『聽人心』的心理健康頻道，你應該聽說過吧？」

「喔喔，我學長之前有跟他們合作過，他們會找各種心理師去講解入門心理知識，還滿受大眾歡迎的，幾十萬訂閱吧。看了幾個影片點閱率都不錯，以心理頻道來說算很厲害了。」

「對，就是那個網路節目，最近這種影片與Podcast都很受歡迎。五分鐘的節目，工作人員跟我rehearse了三次，昨晚對方也是等我下班等到快十點才討論，辛苦錢啊……。話說回來，我剛剛喝太快肚子冷到，想點熱的吃，你要不要也點什麼？」

「我先來碗雞湯，聽說這裡的雞湯用全雞燉了十幾個小時，我想先來一碗，不然空腹真的不行。我現在沒辦法空腹喝酒了，遙想當年大學生啊~用不完的青春與體力。」我把襯衫最上面的扣子解開，算是給自己下班了的心理暗示。

「哈哈哈，上次跟你出來也是約酒吧，這幾個月頻繁來台北，我不是心理師的朋友還問我說，為什麼你們心理師約吃飯都要約酒吧？我們給圈外人的印象好差喔，一群酗酒的心理師，哈哈！」說完後志雄翻開菜單加點熱食。

「有得選嗎？這時間餐廳都關了，晚上十點多不是約自己家裡就是約這裡了，難道要約隔壁的飲料店？都幾歲了別跟大學生擠。年輕時會到彼此家裡吃吃喝喝，現在大家都結婚、有的還有孩子，不方便再打擾。長大了，客氣了，也疏遠了，大家都以家庭為重。像我們這種工作時間，下班要吃飯聊天，選擇也不多了。」

「也是，大學時誰會喝一杯一百cc要兩、三百的東西啊，現在卻自然而然地坐在裡面，年紀大了……歲月就是這麼有趣……欸欸欸，菜單上有牛肉麵！那我來一碗好了，兩百五的牛肉麵搞不好很威。我高中時隔壁班同學總是說網咖的檸檬紅茶很好喝，常找我去網咖喝。想也知道他在唬爛，我喝起來都一樣。不過最近跟你喝酒，才發現酒吧的餐真的不錯吃，但就是貴。讓我想起大學時對KTV餐點的驚豔，水餃與滷味竟然比很多夜市好吃。我以前還想KTV如果改成餐廳只賣餐，搞不好生意更好。」說完志雄走出包廂點餐。

「我覺得這就是態度。」他回來後，我回應道：「如果你要賣吃的，就要把它做好。

酒吧也是，不能酒好喝就忽略餐點，其他餐點也做得很棒才是專業。」

「我發現你對這種職人精神異常執著。」

「哈哈，我看日本動漫長大的，這就叫『一生懸命』。你不也是嗎？我強調職人精神，你強調基本功。你不也一直做著你認為重要的事？」我跟志雄合得來，有部分原因是我們對專業的追求這一點滿像的。雖然我是打電動看漫畫長大的，而志雄是書香世家，家庭教育很嚴格。有個當教授的父親，對他來說壓力應該滿大的，所以他總是很追求精進。

「我跟動漫不熟，但現實社會就是這樣才會成功。」志雄推了推眼鏡。

「你一副離經叛道的樣子，就像你諮商室擺的叛逆塗鴉一樣，卻又認同社會主流價值，說努力才會成功，真搞不懂你。不過諮商確實需要努力鑽研，不會因為你年資到了，就變厲害。要持續鑽研、埋頭苦幹才會看到成果。就像這家店雖然開沒幾年，但從酒與餐點可以看出老闆認真過，門口的火車頭可能是噱頭，噱頭是風潮過了就沒了，餐、酒才是真功夫。」我回憶起眼前這男人剛出社會時還滿正經的，髮型也算中規中矩，怎麼現在差距那麼大。

「哇！燙、燙，這麵還不錯。我喜歡牛肉麵配家常寬麵，比較容易吸附湯汁，口感也有嚼勁。」大口吸進剛送上的麵，志雄繼續說，「各行各業都一樣，三分之一的人優秀認真、三分之一普通、三分之一不適任。端看自己想成為哪一種，成功是種選擇。像這碗麵應該可以排入前三分之一，努力被客人看見，生意才會好。」

「你是前三分之一，業界大部分的人應該不會反對。」再次聽見三分之一的理論，我直覺稱讚志雄。

「大部分嗎？……好，我就收下了。一直謙虛也是很討人厭的哈哈哈。話說回來，你呢？你也覺得自己是前三分之一嗎？」

「我嗎？說實話，我現在不太確定……」

「What？你知道你是誰嗎？印象中應該沒跟你說過，我研究所指導教授的都市傳說吧！」

「沈崎老師嗎？心理師有誰不認識她，她號稱心理治療的教科書耶。年輕時大家都讀過她寫的書。我之前在學校工作的時候，她是外聘督導，但我很久沒見到她了。」

「沒錯，就是她。我研究所時聽說過一個故事，沈老師有天在上博班課，下課時對著一位博班生說：『妳懷孕了吧，要多休息喔！』下課後那位學姊說今天早上才驗到兩條線，老師怎麼知道她懷孕了！後來沈崎老師說是直覺，從此學校就流傳著老師直覺超準的都市傳說。」

「所以咧？你今天要跟我介紹沈老師的都市傳說？」我一頭霧水。

「當然還有後續，幾年前我回學校演講順便跟沈老師敘舊，當她知道我認識你時，對我說：『艾迪我有印象，學校心理師當了一陣子後就跑去社區了。我對他的報告有印象，我覺得他將來會是個成功的心理師。』你知道這句話代表的意涵嗎？」

「代表我會是個成功的心理師？」我心想這什麼鬼都市傳說。

「沈老師還不忘補一句，說她不會看錯人。這就是一種認可，她學生那麼多，可不是每個人都能得到這評價。」志雄挑了挑眉看我，那表情似乎話中有話。

「等等～她該不會也這樣說你吧！」我好像懂了他那份得意。

「沒錯！就是學生時期的敝人我～不過你放心，確實她很少這樣誇獎人。我打聽過了，至少這幾年沒再聽學弟妹們提起沈老師說過誰會成功，近幾年來就我們兩個啦～恭喜～」

「恭喜個頭啦！」我真的要翻白眼了！

「前面是都市傳說，後面來個真實例子，在我們中生代的圈子，認識你的人或多或少都轉介過案子給你吧。」

「你怎麼知道？」這我倒是很少提過。

「拜託，心理師圈這麼小，案子有問題可以轉給誰或願意轉給誰，大家心裡都有個底。把有困難的案主轉介給別人，如果出問題，損失的是我們的credit啊。沒有十足的信任，我們是不會轉介給其他心理師的。我知道很多人的轉介名單上都有你，至少去年以前是這樣。」

「呵，去年嗎？」

「廢話，你大半年都不接新案。好險我在新竹，不然原本要轉給你的那些，就會跑來我身上。同行會轉出來的案子都是菩薩，很用力來增加我們諮商功力的那種。」

「是啊，諮商完還活著的話，會增加一甲子功力那種……當然，簡單的幹嘛轉出來。所以……你要說我是前面三分之一吧。」

「對啊，前陣子你消沉了會，大家還有點擔心。現在看你恢復接新案，也就放心了。當初我們這群朋友還覺得你是情緒最穩定、很少受案主影響的，每次見到你都笑笑的。」

「我現在也是笑笑的啊~只是網路上評論的那件事讓我想不透而已，想不透前不想接新案。說沒有打擊是騙人的，但也沒大家想的那麼多。」

「你在想什麼？」

「心理治療的本質吧……？」我沉思了一下回答。

「心理治療的本質？還在想這個？」

「我不接新案的那些日子，除了早上運動，下午寫寫東西，有很多時間都在思考心理治療到底是什麼。或是說，我們到底要給案主什麼？他們帶著什麼困擾來，我就與他一起解決這個困擾——這是我之前的信念。但是自從那個音樂家在網路上評論——好啦應該說是抱怨——的事件之後，我有一點猶豫了。單純解決他們的困擾，夠嗎？或是這樣對嗎？」

「猶豫了？那你現在答案是什麼？你想出來了嗎？」

「有一點，但還不是很清楚。」我搖搖頭。

「我好奇你想到了什麼？」

「我想想……思雅的諮商讓我看到，解決案主所困擾的事還是很重要的。啊，我知道了！應該說，長久以來，我自己對諮商的信念就是『解決案主的困擾』，你有什麼問題我們想辦法一起解決。但音樂家事件讓我猶豫了。曾經有人，嘖！就是我們診所的曾翔啦。他覺得我太以解決問題為導向，解決案主的問題不是不好，但就是怪怪的……他說自己也說不出來哪裡怪。」

「我想……」志雄思考了一下，喝了口水說，「曾翔想說的應該是『看見』。」

「看見？」

「沒錯，『看見』，或者是『同在』。」

「……」我在思考沒有回答。

「要說這之前，你先把那碗雞湯喝了再說，慢慢來，然後跟我說它好不好喝。」

「三小？？？」我真的翻了個白眼。

「乖～聽我的就對了，很慢恨慢地喝，然後告訴我它味道如何。」

「好，好，好……」我緩緩用白色瓷湯匙舀起一匙湯，慢慢讓湯滑入我的喉嚨，去感受它散出濃郁又清爽、略帶紹興酒的香味，還有那燉了幾十小時的雞肉香，湯裡看不太到雞肉屑，彷彿所有的肉都化入湯裡，入喉後酒香從胃暖上。「慢慢喝確實不太一樣，整個香氣都上來了，一種熬很久的感覺。」

「這就是『看見』。」

「What？」我用一副「你知道你在說什麼嗎」的表情瞪著他。

「你知道的……你花了時間與雞湯在一起。」

「欸……這句話是不是哪裡怪怪的？你要說的是我花了時間去感受它嗎？」

「差不多意思，你要做的是花一些時間，好好坐在案主身邊，心理上不是物理上喔。

要細細……慢慢……去體會他們要的是什麼。今天你幫他做了處理，他的困擾不見了，他會開心嗎？要好好想想，不要自己覺得他會開心。要去體會解決困擾後他們的感受，而不是傻傻一味地想，他今天帶這個困擾來，我幫他處理好了，他就會開心。」

「你是說案主一開始帶來的困擾，不一定要解決嗎？或是他並不想解決？」我好像懂了，但又還有個環節沒想通。

「我還是回到那個音樂家的例子好了。」志雄突然放下酒杯望向我。

「嗯……他說他的作曲家人生完蛋了，都是我害的。因為我把他治好了，反而害他寫不出音樂？我常在思索這件事。」

「你知道真蒂萊希嗎？」

「你是說義大利那位女畫家嗎？」

「沒錯，幾年前我去義大利，忘了是烏菲茲美術館還是哪一間，我第一次親眼看到『朱迪斯斬下赫羅弗尼斯的頭顱』這幅畫時，整個人愣住。簡單來講是古代的以色列被亞述人入侵時，一個叫做朱迪斯的以色列女性，用計策砍下亞述首領赫羅弗尼斯頭顱的故事，這幅畫就是描繪朱迪斯砍下頭顱的瞬間。那時館內燈光很暗，在陰暗中看著朱迪斯猙獰、憤怒地砍著亞述首領的脖子，那畫面完全震攝住我，讓我站在畫前許久，一直到被導遊催促。聽完導遊講解這個女畫家的生平，我第一個念頭是，表面上她是畫歷史故事，實際上是在畫自己的憤怒，畫年輕時被爸爸的朋友兼老師性侵後對男人，或說對當時體制的憤怒。後世很多人對這畫作有自己的詮釋，而我是認為她用這些憤怒在作畫。那時我突發奇想，如果真蒂萊希接受了心理治療，那這幅圖還會出現嗎？或者它還是今天的畫風、有這樣的震撼力嗎？我不知道，但我暫且假設真蒂萊希是靠憤怒才有這些作品的靈感。若有治療師告訴真蒂萊希：『透過治療，可以舒緩這些憤怒。當妳不再憤怒，就不需要再透過畫畫來發洩了。』你覺得真蒂萊希會怎麼選？」志雄手端酒杯，食指指著我，想聽我的答案。

「我不知道，但你想說的是真蒂萊希不會選擇治療，她會保留這些憤怒來當作創作的泉源？」我當然知道他這問題背後的目的。

「不一定，端看這些創作對她未來生活的重要性。像我一位大學同學，不想當心理師，跑去當編劇。他小時候歷經過父母的背叛與虐待，他的劇本都有類似的影子，不過精神狀態越來越差。有天他找我推薦醫生給他，我有問他要不要好好諮商，讓自己走出這些憤恨。他回我：『如果我治療好了，可能就寫不出這些東西了，我現在不能寫不出來。』所以只服用一些藥物維持情緒穩定，不討論過去的問題。當初你這位音樂家案主在網路上意有所指說你的治療害他寫不出音樂，從他網路發文的內容可以看出，他當初都是用這些痛苦轉化成創作動力，痛苦舒緩後，就沒靈感了。他應該是無法接受寫不出音樂的自己，所以才說都是你害的。」

「所以你想說這不是我的錯嗎？」

「倒也不是，追根究柢還是你的錯。」

「什麼？」我不懂志雄現在這般操作是什麼意思。

「是你的錯、也不是你的錯，意思是說治療前你應該坐在他的身邊好好看見他的痛苦，與他一起發現，他是利用痛苦來創作，並且跟著他去想想如果痛苦減少了，生活會有什麼不同。痛苦舒緩了，創作出來的音樂會有什麼不同？討論看看舒緩痛苦的自己，在創作的風格上、心境上的變化。不然他若僅是利用痛苦來創作，那痛苦就是他的魔戒。魔戒讓人又愛又恨，賜與你痛苦的同時又給予你力量。創傷治療你是老手，也因為你是老手，所以你眼裡常會只看見創傷，而沒看見案主這個活生生的人。你低估了人的複雜……不要只看見創傷，還要看見他的全部。這本來不應該是我對你說的，你得自己走過這一遭才會有體悟，你要穩定自己對心理治療的信念，才能體會出屬於自己的心理治療哲學。你之前有點動搖了，現在需要加點東西穩固它。」

「……所以說我原本的治療信念是幫助案主解決當前困擾，而我現在要增加所謂的看見，就是多與他們待在一起，體會出他們真正的需求。」我喝了口酒，衷心感謝志雄。

在志雄沒回話的兩、三分鐘裡，我們默默喝著酒。

過了幾分鐘，志雄打破了沉默。「思雅還好嗎？你的那個案子。」

「唉，心理師的對話果然很無趣。剛剛的沉靜真是舒服，現在又是沉重的話題。」我一口氣喝完那店家囑咐一定要跟雞湯一起喝的奇怪的八角酒。「思雅原本今天要來的，突然間no show。嚴格來說是有請假啦，但電腦上只顯示『不來』兩個字。」

「哇靠，這很尷尬耶，沒寫原因還可以請櫃檯打電話關心一下，只寫著不來是怎樣……連打去關心都很奇怪。」志雄放下酒杯說。

「Ya～這就是我悶的地方，完全不知道怎麼一回事。不瞞你說，上一次諮商最後思雅問我以後諮商是不是都以眼動為主。我不是很確定她想問什麼，我在想跟看見有關嗎？」

「你認為她想說什麼？」

「太冰冷？也有來談者跟我說過一直眼動治療好像在做復健，一個記憶處理好就換下一個記憶，有效但覺得哪裡怪怪的。」

「哈，我相信你不只會眼動處理記憶，多看看眼前的人吧。ＤＩＤ需要更多的陪伴。」

「也是，只是還是會介意她沒有來。」

「你不是菜鳥了，怎麼可能會不知道這種類型的案主突然不見再正常不過了？可以從頭穩定諮商到結束才神奇。以前你是案主如果沒來就沒來，信奉個人造化個人擔，心情幾乎不會有波動，不太受案主的影響。我也不確定完全不受影響是好還是不好，我是覺得怪怪的啦。但你這次回來接思雅這案後，可以發現你想得更多了，或許這是你的『看見』也說不定。哈哈哈，你朝沈老師口中的成功心理師又邁進一步了。」

「看見嗎？……確實最近遇到她會思考比較多。不過也覺得花在她身上太多時間，對其他案主不好意思。」

「雖然很多心理師會期許自己對每個案子的投入程度一樣，不要偏頗。其實明眼人都知道，心理師也是人，每個案子難易度不一，怎麼可能花的心思都一樣。到現在還堅持這種想法的人，不是高高在上不接案的學者，就是剛出社會的新手，沒實際看過現場的複雜性。」說著說著志雄用手撈起浮在酒上的米餅配菜一口吃下。

「我越來越可以體會為什麼外界對你評價這麼兩極了。你講話真的很機車，新手老手一次得罪，有夠敢講！」

「你不也這樣想嗎？只是對外不敢講罷了。」他挑了挑眉。

「也是啦，但敢講的人戰力就是不一樣。你戰力點滿，我孬種。」我想打哈哈帶過這尖銳的話題。

「回到剛剛，你今天悶不是因為沒遇過no show，而是你比較在意思雅這案子。這就是你的改變，我相信你自己知道。說實話你以前比較像精準的諮商手術機器，看見問題、切除、手術結束。這次對思雅比較像家庭醫師，會多關注問題以外，人的感受。」

「確實no show很常見，或許我的煩躁是因為我比較在意她，如果今天是其他案子，我可能就算了。」我說完拿起空酒杯旁的水杯，喝了口水。

「好覺察，覺察到自己的悶與什麼動搖你、讓你悶。我們心理師就是要多多自我覺察，去了解自己發生什麼事。欸對，下次『聽人心』節目我可以講這主題，說說心理師也是人，談心理師與案主的互動，應該很有趣。畢竟大眾對心理師有些幻想，嚴格說來，很多心理師也對心理師自己有幻想，希望心理師是完人，甚至生活中也保有與工作時一樣的完全溫暖與一致，我都想說這些心理師腦袋在想什麼？他知道自己在說什麼嗎？Good，感覺這主題不錯，又多一個題目了，今晚額外收穫，爽～要想談話主題也是很累的。再點一杯吧。」

「幫我點一杯Negroni，我想要有點苦味的酒來幫助思考。回到今天的問題，想聽聽你對我治療至今的意見。」

志雄左手輕指了一下進來收杯子的服務生，點完餐確認服務生離開後，回過頭對我說：「思雅的問題，就你上次處理撕信這件事，看起來是沒什麼問題。雖然我不懂EMDR治療，不過其他處理記憶的治療法應該也會這麼做，就是先處理目前最困擾或干擾最大的記憶，以舒緩當下的困擾，給案主希望，讓她看見改變的可能。只是……」

「你想說什麼直說，我撐得住……」這個只是，喚起了我的注意力。

「我看了你給的資料，整個諮商過程的情緒強度很大。硬要挑毛病，就是你忽略了案主只是普通人，不一定懂心理治療，就算你說明得很清楚，他們不一定聽得懂。講白點，治療縱使有效，案主還是會害怕治療過程的情緒起伏太強。雖然知道對自己有幫助，但情緒起伏太激烈會讓他們害怕，會抗拒，擔心是否每次來都要經歷這麼高強度的情緒喚起。諮商跟手術不一樣，沒有麻醉劑，他們要在清醒的狀態下承擔一切。」

「可是……」我有點不甘心，想辯駁如果諮商無效，案主也不會再來啊。

「你想說如果諮商無效案主也會抱怨對不對？無效他們抱怨，然後不來；有效，情緒起伏太大他們擔心，也可能不來；療效太晚出現他們沒耐心，還是不來。很麻煩對吧。艾迪啊～你不也知道嗎？人類就是麻煩的生物。每個人都希望彈一下手指事情就解決了，都擔心付出沒成效，想要一下就到達終點。我們也是啊～」

「唉，我又再次感受到為什麼你評價兩極了，實在有點欠揍。」我被說得啞口無言。

「你就是太ㄍㄧㄥ了，不敢講、不想深層體會。我不相信你不知道，我指的是案主希望快速變好這件事。回到思雅，我認為最大的問題在於你知道她很痛苦，希望可以早點治好她，這反而讓你忽略了在每次眼動的過程中她同樣經歷了極大痛苦，以至於害怕繼續治療，或是其他part害怕繼續治療。」

說完這句，我們沉默了一、兩分鐘，剛點的酒也到了。我拿起Negroni慢慢喝了一口，讓苦味充滿口腔，一小口一小口反覆感受那獨特的藥草味。我沒有被冒犯到，只是不太想說話。

「我們總結來說，她今天缺席有可能是真的有事，或是不想來。也有可能是她對諮商有點害怕，雖然有效但是恐懼再次經歷高強度的情緒。我們不知道是哪一個？可能永遠不會知道。」志雄用牙籤挑起杯子裡的綠橄欖放進嘴裡。

「所以你是希望我速度再慢一點？」我把酒杯放在桌上緩緩說。

「心慢一點……和她待在一起，在治療療效中，想想什麼是她現在最需要的……again，我今天講的你都知道，只是你當局者迷，慢慢來你就會看見這一切。」

「只緣身在此山中嗎？」

「Yes，也不是只有你啦，我也會犯這毛病。剛好今天思雅的諮商師是你罷了。」

「所以我要再慢一點？或許治療是有效的，只是思雅短期間受不了治療強度這樣嗎？」

「我強調一點，看見她的痛苦，從她的角度思考她希望怎麼改變。從音樂家的事情到思雅，會慢慢讓你學會『看見』案主，陪伴他們找出想要的治療。若有效的治療強度太高，案主受不了，這仍是心理師的責任，終究是我們要想辦法解決的。就像那句老話：『手術成功了，但病人死了。』我的諮商沒問題，是案主抗拒或承受不了，這就是幹話。只是提醒啦，你的資歷我想不會犯這種錯。」

「……這是一個好提醒。身在山中，很多東西就看不清。我會好好思考你說的。」

「話說回來，今天的一切討論可能都是我們的臆測而已，搞不好對方真的有事。身體不舒服啊、加班啊、臨時家裡有事之類的。過度詮釋案主不來的心理動力也是要不得的。記得我幾年前被諮商時，當天臨時帶家人去看醫生，跟心理師請假。結果下次諮商他花了一半的時間討論為什麼當天請假，雖然沒有明講但我深深感覺到，對方認為我是在逃避諮商。」志雄的聲量變得稍微大了點。

「哈，你當場應該沒跟他反應你的感受吧。」印象中我聽過這故事，不知道從哪裡聽來的，心理師的圈子果然很小。

「當然，當下反應就會變成你的投射，這是你的問題。所以我很討厭某些心理師把所有案主的反應都當成案主自己的問題，你請假是逃避，說你逃避你聽了不爽是你的投射。心理師有這麼爽嗎？什麼責任都不用負？」

「哈哈，有，我有感受到你的憤怒——不，是當天的憤怒。」

「你知道我當年的心理師是誰嗎？」志雄拿起酒杯。

「我知道啊，倪傅澤老師吧。你講過很多次了啦，耿耿於懷。」我心想果然就是這件事。

「媽的，我就氣啊。怎麼可以什麼都當成抗拒，是不能臨時請假嗎？我先喝口酒再說。」

「喂，你醉囉～」一向冷靜的志雄難得動怒。

「呼～有一點，年紀有了，混酒真的不太行了。我先冷靜一下……這件事過沒多久我就沒讓他諮商了，失去了讓大老幫你治療的經驗是有點可惜，很多新手心理師都希望可以讓大老們治療，但這件事是我的底線。我離開以後想了很多，意識到我不能接受做什麼都被責備的感覺。我無法接受就算是臨時有事請假也被詮釋成逃避，這對案主不公平。我不希望自己學習到這種價值觀，所以離開了。當然傳出去也會被認為是我的逃避吧。」

「如果臨時請假是你的抗拒，中止諮商一定是你的問題跑不掉了。這真不健康，不能什麼反應都說是抗拒，現實生活這麼多意外，有時就真的只是有事請假。」

「不過可能也因為有親身經驗，我對案主的請假或結案看得比較開。當然一定會評估是不是治療出了問題，但案主也是活生生的人，也有柴米油鹽與家人。任何一面向都可能影響他持續治療，像小孩上小學後家長時間無法配合，或是換了新工作常加班，這都有可能。現在與一、兩百年前的治療環境不一樣了，臨時一封訊息就要加班，案主因為工作請假不罕見。全然說是抗拒才停止諮商，這帽子太大了。」

「也是，這點我也看很開。可能沒經歷倪老師事件吧，沒有像你氣成那樣，哈。」

「是氣啦，但很多時候也不能怎麼樣，只能回歸初心，回到最原本的同理。如果我是案主，因為有事請了假卻被當成抗拒，心理師還花我付錢的時間來討論我的抗拒，我心情會如何？理解對方請假原因，與評估對方因抗拒而請假，同等重要。但倪老師忽略了。我離開後想要擺脫過去框架，理解理論的同時，也重視內在的感受。我學會重視內在的聲音，不視老師的話為唯一標準。我相信兩個人在諮商室裡面是互相的，學會這種相互的尊重，治療才會有效。每個治療師可以有自己的信念，我們不必一樣。」

「我懂。所以你開始離經叛道嗎？包括外型的做自己？」

「我的外型不是重點啦。重點是今天關於思雅的討論就只是一種可能，可能你太快了，也可能是她單純有事，放在心裡就好。搞不好下次見面她就會說為什麼請假了。這也是我自己開諮商所的原因，我需要有自己的評估空間。如果在別人的諮商所工作，老闆不一定和我想法一樣。萬一老闆是倪老師那一派的，常常要我找出案主請假抗拒諮商的原因，不理會對方真的是有事請假，我應該很容易跟老闆吵架。所以我自己當老闆，為自己負責。我想傳達一些自己的觀念，我不一定是對的，如果是錯的那我的諮商所就會被自然淘汰。」

「看來你成功了，感覺你在新竹混得很好。」

「還不錯啦，就是有點辛苦。最近常要北上錄音跟忙展店的事情，你應該會常常看到我就是了。」

「辛苦了，話說，你新竹過得好好的，為什麼第二間諮商所要來台北？這樣不是很不方便嗎？」感覺思雅的話題結束了，這疑問我也想問很久了。

「我嗎？當然很麻煩，超不方便的，兩間店離超遠，常跑來跑去。」

「那你幹嘛拿石頭砸自己腳？」

「我都跟人家說台北是激戰區，要來這裡插旗才有意義。」

「少來，你才不是這種人，什麼插不插旗的，不是你的作風。」我把剩下的酒一口喝光接著說，「你是想證明你沒有做錯吧，對於當初離開倪老師的事。你想回到台北，告訴他們你沒有逃走，混得很好。」

「可能喔……」志雄沒有正面回答，罕見地看他右手托著腮幫子，椅子下的右腳有節奏的輕踏。

「我們都活在現在，卻試圖用未來去解救過去的自己。如果你在台北可以生存下來，就可以告訴倪老師你沒有錯，困在過去的你就可以走出來了。」我也不想理志雄有沒有要回答我，繼續說下去。

「可能喔……你不也是……？不過似乎只花半年就找到了？」志雄姿勢、語調都沒變，再回答我一次。

「也是……運氣好嗎？我……有點醉了……」

不知道是否是酒精的關係，想說的話突然變少。我想我們可能都在消化各自的議題。志雄努力證明當初離開是因為信念，而非逃走。我則是需要浸潤在「心理治療不是手術，與案主多待在一起，才能體會他們的需要」這句話中。

「我們都活在現在，卻試圖用未來來解救過去的自己。」其實我和志雄幫人處理心理的議題，卻也都困在自己的議題中。不知道我們何時可以走出來，或許根本就沒有走出來的可能，心理的議題往往是一輩子的功課。當晚我忘了怎麼結束這話題，甚至是怎麼回到家的，只記得叫了車各自回去。事後回想起來，就讓這次的聚會回憶停留在最有印象的討論裡，也不錯……

第10章

我們都在籠子裡，誰也出不去

「五歲，有次我把媽媽煮好的麵打翻，她把我關進狗籠。一直等到爸爸下班回來，才被放出來。」

前幾天，思雅終於打電話來診所預約。二月了，下星期就要過農曆年，很多案主可能要提前返鄉或年前特別忙碌，這星期諮商會請假。思雅卻在這時回來，滿令我訝異，雖然我知道她一定會回來，只是沒想到是此時。經過前陣子與志雄的討論，我決定今天輕描淡寫地問問上次請假的原因，算是基本的關心。

思雅的時段是下午四點，是我今天第一個案子。可能因為要過年了吧，今天我特別慵懶，想要到街上走走，感受一下年節氛圍。於是提早一小時離開家，早一站下車，走點路、看看景，提振一下精神。今天滿冷的，雖然有陽光，但商業區街頭的午後，路上仍是滿滿穿著厚西裝外套、套裝風衣的男男女女，我慢悠悠的步調與路人快速的腳步形成強烈對比。熙熙攘攘的街道中，彷彿大家都朝著目標快步前進，但不確定是否每個人都知道自己要去哪裡。

我漫步到了偶爾去的咖啡店，店裡除了自家烘焙的咖啡豆、手工蛋糕之外，還賣時令水果、現打果汁與果昔。沒喝過他們的果汁前，我覺得咖啡店賣果汁簡直邪魔歪道，喝過幾次後覺得這混搭算是老闆的堅持與特色。可惜二月盛產的金棗與番茄汁沒有引起我的興趣，提前出門的一個小時也沒法讓我悠閒到能坐下品嘗咖啡，依然是外帶熱藝妓就前往診所。

走進診所的自動門，依然是小琪在值班。

「你今天怎麼這麼早出現，平常不是都時間快到才來嗎？」小琪邊剪著紅色剪紙邊問我。

「今天人滿少的，因為要過年了吧。」我環顧了一下候診區。

「是現在人才比較少，上午人還是很多，林醫師看到一點才休息。下午突然人都不見了。」

「妳在剪什麼？」我走進櫃台區，看見一堆紅色字卡，實在太好奇了。

「這個嗎？這是待會要貼在門口的裝飾，你看！『新年快樂』。我覺得診所氣氛太重了，死氣沉沉，想說貼個裝飾應景。林醫師也覺得不錯，所以就動手剪一下，反正現在沒什麼人。」小琪拉開剛剪的字卡，平面的新年快樂字體瞬間變成3D的樣子。

「沒想到除了廚師之外，妳也是個被櫃台耽誤的剪紙藝術家。那春聯妳要寫嗎？」我隨口問了一下。

「這個不行，林醫師反對，他說春聯跟診所風格太不搭了，他反對。他要求風格一致，但今天自己白袍裡是全套阿根廷國家隊的足球上衣跟短褲。自己穿成這樣跟我說診所要風格一致，也是很瞎。」

「哈，應該是五點下診要趕去陪兒子踢球吧，或是兒子今天希望他穿這樣上班。」嚇我一跳，我只是隨口問問，沒想到小琪真的想過要手寫春聯。

「一定是啊，他超疼兒子。上次還拿樂高獎盃來上班，說是偉偉頒給他的。一整個配合演出。」

「哼哼，我聽見囉～兩位！」診間內傳來林醫師的聲音，「這是偉偉要我穿的，他也有一套，說跟爸爸穿一樣最帥了！我看診時會把白袍拉好，不會被看穿的，放心。醫師的表面效度我還是有的！」

「哇，你這套是官方原廠的隊服吧，也是偉偉指定的嗎？」我看著手裡拿著不求人走出來的林醫師。

「對啊，現在小孩子除了認車子廠牌很厲害，更厲害的是不用看價格，就可以選到貴的東西。我不知道是誰教他的，一直說官方的比較好看，其他牌子不喜歡，我都沒他研究得細。快過年了，答應晚上陪他踢球，他就要我穿這件來上班。也是有點害羞，上午看診時都很小心有沒有露出來。」

「這件看起來滿有質感的，偉偉識貨。我待會有案子，先不聊了，去準備一下。」

「思雅嗎？辛苦了！」林醫師拍著我的肩膀說。

走進諮商室時，背後傳來林醫師的聲音：「看爸爸的老虎射門！」我心裡笑這傢伙也太入戲了。

也許是因為快過年了，診所裡的氛圍變得歡樂，大家的心情都比較高昂。看看手錶，還有十五分鐘思雅就要來了，我拿出pad複習之前的筆記與和志雄談完後寫的注意事項，提醒自己要關心上次請假的原因，以及如非必要記得放慢治療腳步。我閉起眼睛冥想一會兒，穩定一下自己的內在，等待思雅的到來。

不知過了多久，「叮咚——」自動門打開的聲音把我帶回現實。我猜是思雅來了，起身走出諮商室，只見小琪正領著思雅過來。

「哈囉，請進，」一樣第一句照例邀請思雅坐下。「最近這一段期間過得還好嗎？」

「嗯……還可以。」

「上一次妳臨時請假，發生什麼事了嗎？」

「上次嗎……不好意思臨時請假。」思雅抱歉地說。

「怎麼了嗎？」

「其實……我不知道我為什麼請假。」

「什麼意思？」我楞了一下，心想天啊，才談兩句就出現這種問題了嗎？是解離後失去意識？還是發生了什麼事？

「我不知道耶，應該說我知道我請假了，但又感覺不是我請的。你懂我意思嗎？」

「呃，可以多說一點嗎？」我其實不懂她的意思，但現在說不懂也無濟於事，不如多蒐集一些資料。

「就是我感覺有人希望我請假，而且我在請假的動作裡沒有完全失去意識，我有感覺、也知道自己在幹嘛，然後我就請好假了。我知道這樣說很怪，就彷彿我在遵照別人的指示，他希望我請假我就照做，過程中我沒有失去意識，但是我就照著行動，大概是這樣……希望你聽得懂。」

「我整理一下，」字面上的意思我懂，但需要一點時間梳理，「妳的意思是似乎有人叫妳請假，妳有意識到這些事在發生，好像自己看著自己完成這些動作，而且全程有感覺自己在行動，彷彿自動模式一般，是這個意思嗎？」

「嗯，雖然不敢完全肯定，但大概是這個意思。總之我有點混亂，當我可以完全控制自己時，已經請好假了。」

我點點頭，「那妳知道是誰希望妳請假嗎？」接下來要釐清的，是哪個part要思雅請假。

「跟我之前說過的一樣，我不太確定他是誰，模模糊糊的，戴著口罩。」

「好，那妳知道為什麼他希望妳請假嗎？」又是口罩！這是我一直搞不定的part，我不太清楚他到底要做什麼、目前對治療的態度又是如何。前幾次諮商他提醒我進度太快了，這次也是嗎？霎時間太陽穴有種由內而外散出的疼痛，從詢問請假理由到口罩的出現，不到一分鐘的對話裡資訊如此之多，而我總需要在幾秒內消化與反應，頭不由得痛了起來。

「不知道耶，我沒有很明確的感覺，只是完成了請假這個動作。那……你會問我為什麼要照著指令請假嗎？」

「好問題……我其實還沒想到這裡，我應該不會問吧。感覺這好像是你們的默契或行為模式，我不是說妳任意請假，而是……是指當妳進入那狀態，就會看著自己把事情完成，有行為的感覺，但不一定強力制止。其實我也不知道若妳強力抵抗請假的話會發生什麼事。」我其實也不確定思雅聽不聽得懂這段話。

「那就好……我好擔心你會怪我為什麼不抵抗。」

「怪妳倒不至於啦，不管是不是妳自身的決定，會想請假一定有妳的理由，或是part的理由。那來說說，當妳請完假後有什麼不同吧，我有點好奇。」心想既然都請假完了，也不知道理由，糾結在這裡也無濟於事，不如來看看請完假後的狀態。

「我想先說，上次最後我問過你，以後的諮商是不是都繼續眼動嗎？」

「沒錯，妳上次有問過。」

「我記得你說大致上是，但如果我想要多聊，也可以多點談話。其實聽到你這樣說我很開心，有被尊重的感覺，想說原來我也可以討論與決定諮商方式。」

「沒錯，如果真的不喜歡，我們可以討論或修正，諮商是我們兩人一同決定的。」

「我沒有要修正啦，照原本的規劃就好了。只是感受到自己被尊重，有種溫暖的感覺，整個人輕鬆不少。」

「很高興妳讓我知道這些，我沒想到可以調整諮商方式的承諾，對妳是那麼重要。」

我心想這應該就是志雄說的陪伴吧。

「然後你剛剛說請假完的不同……也不純粹是請假後，而是最近，自己對事情的想法有點不一樣了。比如說，我有些翻譯案子最近翻得比較慢，因為翻譯的感覺和以前不一樣。」

「不一樣？什麼意思？」

思雅低下頭陷入思考，眼球很隱微地左右顫動。約莫過了一分鐘，才再度開口：「我想想要怎麼說……首先，上次諮商完我覺得有改變，除了較可以正常吃東西之外，就是我以前會害怕表現自己，擔心別人覺得我明明很糟還愛現，所以一直刻意表現得不好也不壞，中間狀態。但這段時間，開始覺得說出自己的想法或表現自己也沒什麼不好。我不知道為什麼會這樣，也擔心這改變只是一時的。」

我點點頭，認真聽著思雅的話。

「我舉個例子好了。我除了一般的youtuber工作企劃，還兼差日文翻譯。以前我只翻譯出句子的意思，其他不會多做。我覺得業主不一定喜歡多修飾的文句，所以意思到了是最安全的。委託我翻譯的公司，以前常說我翻得沒有錯誤，但很死。意思都有到，但就是到了而已，要說不順也沒有，要說好……也沒有，總之就是死死的。其實我是刻意的。很多時候翻譯是靠感覺，我感覺這樣翻最安全。但最近開始思考怎麼翻會比較好、比較順，也是憑感覺。除了打安全牌，開始覺得可以有些不一樣。你聽得懂嗎？」

「妳過去做事是安全為上策，以不出錯為主，但現在覺得還可以做得更好，所以會多思考一下，不再那麼擔心出錯。是這樣嗎？」

「對對對，就是這個意思。現在會想要多做一點，只是我不確定這是諮商的療效還是錯覺，也不知可以維持多久。」思雅還是有點憂慮。

「沒關係，先不管是療效還是錯覺，我希望妳感受一下這種不同，原來自己可以有不一樣的想法。可以跟著新的想法生活一陣子，看看有什麼不同。」

「我是覺得還不錯啦，可以再感受看看。不過也因為這樣，我對於請假也是順其自然讓它發生，想說再觀察看看。」

「怎麼說？什麼意思？」忽然間我沒聽懂。

「剛說到現在翻譯時會想翻得更好。上次要來諮商那陣子，我正在翻譯，突然想到要不要多觀察幾天再來諮商，看看這幾天翻譯是否會有不同。」

「喔？」

「我不確定這想法，與後來看著自己自動請假，有沒有關聯。」思雅似乎感受到一點端倪。

「我們不知道，但或許可能有關聯。也許哪個part聽到了妳內心的感覺，就自動幫妳請假了也說不定。」目前似乎有這個可能，但我現在不想推論太多。

「嗯……我內心或許也想測試一下如果不來諮商，像我剛說的，會不會又回復原本的樣子？」

「妳想要測試，看看這改變跟諮商有無關係，或者是諮商的效果可以持續多久。是這個意思嗎？」

「嗯，我知道不太有邏輯。但我確實是想要試試看，而且總感覺你應該可以接受我這想法。」

「ＯＫ，妳想要請假測試一下當然可以，我不會反對。所以妳測試後感覺如何？」我沒回答有無邏輯一事。很多案主有這種現象，諮商後狀況改善了，便懷疑是自己在改變、還是諮商的療效，所以開始測試不來諮商會怎樣。我一向不深究案主這種反應，況且現在我比較有興趣的是暫停諮商後，思雅自己的感覺。

「我這段時間一直在感受這樣的改變，也和體內的part接觸。不過最近他們發出聲音的次數比較少了，我可以感覺他們還在，但不太說話，好像靜靜的在旁邊看著。」

「妳喜歡這樣的感覺嗎？」

「嗯……我現在不太確定，應該是喜歡吧。」

「他們彷彿比較安心了，所以不需要那麼用力說話，可以在旁邊關心妳就好。我好奇妳請假之後，他們怎麼看待這件事？」請假問題討論得差不多了，我這問句是想聽聽part們是否還會透露些什麼，不論是有意或無意。

「請假後我有在內心稍微感受一下。K跟彩虹覺得無所謂，他們不想管這件事，說我開心就好。倒是美恩跟夫人有點衝突，也不是說衝突啦，就美恩覺得我應該要去諮商，她說媽媽撕信這件事處理過後，讓我們覺得這不是我們的錯，她喜歡這種感覺。喜歡我們沒有不好、不需要用力去尋求別人的喜愛，感覺很釋放，記憶的改變讓她覺得很輕鬆，希望繼續諮商。夫人則相反，她尊重我，說想休息或是觀察一下也可以，畢竟上次諮商已經那麼辛苦了。知道諮商可以幫妳就好，不一定要立即改善到什麼程度。這裡她們有點意見紛歧。現在大家比較少衝突……對耶，」她笑了，「現在大家衝突比較少了。」

「很好，這是好事。」這就是我想要讓思雅看見的。

「剛剛我才意識到，雖然是口罩要我請假，但其他part沒有出來阻止……好啦，我也沒有阻止，我們都接受了這個決定。我發現我們的衝突變少了，雖然請假這決定不是大家都贊成，但沒有太強烈的互斥衝突感。只是最後是我要來面對請假後續所發生的問題。」

「首先我想要讓妳知道，妳本來就有權利請假，沒有人可以強迫妳來。我沒有生氣或是其他不高興，妳的各個part都有自己的想法，可是又相互尊重，應該是好事。」

「對啊，我自己也傾向觀察看看改變如何。此外就是上上次諮商情緒起伏太強了，我會怕……我不是指你做的不好，但有一點不喜歡上上次的感覺……」

「不喜歡？」

「嗯……我還是不太習慣評斷媽媽。之前的諮商讓我覺得我在批評媽媽不好，我當然知道她有做不好，但……」

「妳覺得自己說媽媽壞話，是壞孩子嗎？」

「嗯，這感覺很糟，也很奇怪。我知道這是媽媽的問題，但我不能怪她。我卡住了。其實這幾週，除了感覺到自己越來越好之外，最難過的是責怪媽媽這件事。這會讓我覺得我是壞孩子。都快三十了，還有這種想法……好奇怪，真的好奇怪。」說著說著，思雅流下眼淚。

「妳還記得我跟妳說過，不論我們幾歲，一邊愛媽媽、一邊恨媽媽都是正常的嗎？」

「我記得啊，但哪有那麼簡單！真的那麼容易就好了。」思雅罕見地，有點激動地反駁我，「我看了很多心理學的書都在談跟媽媽的關係，愛媽媽很難，恨媽媽更是痛苦……讀了那麼多書，陷在其中的我還是動彈不得，一種『我怎麼可以批評媽媽』的罪惡感一直掐著我。」

「思雅，妳有發現妳剛剛生氣地在告訴我這些嗎？我覺得這很好，以前的妳不太會反駁我，現在妳開始學會述說自己真正的感受。我很開心妳有這樣的改變。」面對這難得的反駁，我想好好提醒她看見自己的不一樣。

「我有發現自己最近比較會表達想法，但我以為這是不好的。因為變得很容易生氣。大家都不喜歡會生氣的人，不是嗎？」

「生氣只是情緒的一種，說它全然是負向，也不盡然。它可以幫助我們保護自己、表達感受，所以若不是漫無目的的攻擊別人，就不全是壞情緒。比如，工作時同事要凹我們，我們會生氣並表達這是不合理的。這時生氣就是自我保護，但如果妳針對對方的個人特質罵回去，就變成人身攻擊。這是不一樣的。前者是健康的生氣，後面不是。」

「我是沒有那麼誇張會去罵人啦，可是我很害怕對別人生氣。覺得這樣不好。」

「怕對別人生氣？」這說法引起我的興趣。

「對……我覺得這樣很不好。」

「我想要確認一下，大約什麼時候開始有『生氣很不好』的想法？第一次是時什麼時候呢？」我突然有個有趣的念頭，想知道這想法從何而來。

「我想一下……」

接下來的三十秒中，只聽得到空調的「轟轟轟」聲。我沉默不語，等待思雅開口。

「我不確定是什麼時候開始的，但不知為什麼，突然想起小時候打翻麵的回憶，我應該跟你講過。」

「妳是說打翻媽媽煮的麵這件事嗎？」

「嗯，當時我沒講清楚，只說了打翻麵被媽媽關進狗籠。最近漸漸想起事情的原委，那天應該是我媽匆忙送東西去爸爸公司，再趕回來幫我和哥哥準備晚餐。那時候我哥好像在房間打電動，我在廚房一直跟媽媽說我很餓。我以為她要煮泡麵給我吃，我小時候很喜歡吃泡麵。但是看見她煮好端上來的是陽春麵，我有點生氣，使性子僵持了一下。她跟我說吃泡麵不好，但我還是吵著要吃泡麵，一氣之下就把麵打翻到地上，接著就發生我寫的事情……這件事我本來已經沒有前面的印象，這幾個星期才想起來。我也問了我哥，他說他也不太記得，只記得聽到我媽大叫，他從房間跑出來看到媽媽在罵我，因為我打翻麵。但前因後果他不曉得，也不敢問，就跑回房間裝作不知道。」

「這件事讓妳覺得，生氣是不好的嗎？」

「你剛問我何時開始覺得生氣不好，我稍微回想一下，腦海就出現這件事。因為先前有想起這件事情的前因，就告訴你一下。」

「嗯，很有趣，我們或許可以從這裡進行處理。思雅，我現在邀請妳去感覺一下這件事印象最深刻的畫面，以及感覺它的困擾分數有幾分？」

「畫面是我看到麵與破掉的碗在地上，媽媽生很氣的罵我……大概有七分的困擾。」

思雅的雙手緊握了一下。

「OK，當妳回想這畫面，覺得『我不能生氣』時，身體有沒有哪裡怪怪的或不太舒服？」

「除了胸口揪了一下外，就是兩邊的鬢角，我被罵的時候鬢角會麻麻的。現在想到會有點害怕。」

「那妳幫我hold住這畫面與不能生氣、害怕，還有不舒服的感覺，我們來進行一組眼動。」說完，我示意思雅開始進行眼動。

「我看見小時候的我一直哭，她很生氣因為吃不到自己想吃的泡麵，把整個碗翻到地上去。」第一次眼動後思雅說。

我沒有說話，持續進行一組眼動。

「我看見媽媽很生氣的臉，然後她在哭。在這回憶裡我從沒看見她哭過，我以前眼動時也有出現媽媽很難過的畫面，但她把我關進去時是得意地笑著……奇怪為什麼她現在變成在哭？記憶是不是有混亂？到底媽媽有沒有因此難過過？」思雅疑惑地搖搖頭。

「現在妳心中的畫面，不全然是過去事件的回憶，如同有時候我們會替畫面裡的自己加油、打氣，這也不是過去發生過的。不需要太糾結畫面的真實與否，去感覺畫面帶給我們的感受即可。感受一下媽媽在哭或在笑，哪個妳比較舒服，或是哪個畫面比較清晰。大腦會協助我們修復過去不舒服的回憶，相信我們的大腦。」看見思雅的疑惑，我還是細心解釋畫面的種種可能性。在將近十年的ＥＭＤＲ治療經驗中，很多案主會執著於治療時出現的畫面與真實是否吻合，但就如同我們想像長大後的自己安慰小時候的自己一般，雖不是事實但不需要過於執著，它就僅只是腦海中的畫面。之後，我們又進行一組眼動。

「我看見一開始媽媽趕回來煮麵給我們吃，但不是我要吃的那種麵，我很生氣把麵翻倒。一開始媽媽是哄我吃的，直到看見麵掉在地上就開始生氣大罵我。接著把我關進籠子裡……事情原委應該是這樣。」

「OK，那現在妳怎麼看這整件事？」

「我覺得我那時候應該是小屁孩，媽媽已經辛苦趕回來了還這樣。但小孩子哪懂這些，就只是想吃泡麵而已啊。」

「很好，妳說的沒錯。五、六歲的小孩不懂這些，只是想吃泡麵而已。幫我跟著這種感覺，我們再眼動一次。」

「呼——」思雅吐了很長一口氣，接著說：「這也可能是我猶豫以後結婚要不要生小孩的原因。每次和男友討論到未來，就會有點卡卡的。這不是小孩子的錯，但小屁孩就是會做錯事。這件事是我的錯，但又不是我的錯。」

我微笑點點頭，慢慢舉起手指頭表示要持續眼動。

「我以前常會想到媽媽把我關進籠子裡的笑容，那種笑容很惡毒。但剛剛那惡毒笑容與她的哭臉交替出現，我不懂是怎麼一回事。」思雅突然哽咽起來，說話聲量也越來越大，「所以我現在要原諒她嗎？要相信我爸曾經說她後來很後悔把我關進去嗎？我要這樣嗎？！」

「還好嗎？可以繼續嗎？」眼見思雅越來越激動，我需要確認一下情況。

思雅點頭後，我也點頭回應，這時任何的話語都是多餘的，我默默再進行一次眼動。

「我好恨，我一直好恨這件事。但是我擔心這件事情如果變淡了，我過去的恨算什麼？我真的有被關進狗籠啊，我不能恨媽媽嗎？」思雅流著淚，不甘心地抗議。

「我們跟著這種感覺，再進行一組眼動。」這時腦海裡閃現志雄說的那個女畫家的故事，如果恨不見了，那自己算什麼？這些年的痛算什麼？總覺得此刻自己應該說點什麼，而不是默默地持續眼動。但最終我還是決定持續進行下去，不說話。有時說太多只是在說服案主，現在我要做的是透過眼動的刺激，讓思雅產生發自內心的變化。

接下來我進行了一組長一點、速度稍快的左右眼動，加速腦內的刺激。幾十秒後我停下手指。「妳現在覺得怎麼樣？」

「呼——這件事我覺得媽媽很可惡，我自己也很可惡。我先擦一下眼淚。」思雅苦笑著，抽了幾張衛生紙把眼淚擦乾。「我可惡的地方是我那時不應該沒看到這是媽媽辛苦煮的麵，總是長大後才發現爸媽以前有多辛苦，也才知道我們小時候有多不體諒爸媽。」

「我懂，我也常常這麼覺得。」

「小時候的我應該要體諒媽媽，但現在我知道這不是她的錯，小孩子就是這樣。但你說我一絲一毫不怪過去的自己嗎？也沒有，畢竟她真的做了不好的事，但她被……不，是我們都被關在籠子。我們犯的錯被處罰了，夠了。現在腦海中媽媽得意笑容的畫面淡了，我知道你說過不要糾結內心畫面是不是事實，我懂，只是很難做到，我還是覺得她很可惡……爸爸說她很後悔。她的可惡也受到處罰了……」思雅有點語無倫次，「等等……」突然間她皺起眉頭，甩了甩頭。

「怎麼了？」我感到心跳加速，頭皮有點發麻。

「等等……等我一下……」

空間中又只剩空調的轟轟聲，細小的聲音被安靜放大了。空調聲如同我的心跳一樣，越來越大聲。完全不知道接下來會發生什麼。

「我看到一個畫面，或說有人給我看一個畫面，這以前諮商出現過……我們處理媽媽撕信的時候，有個畫面是我跟媽媽都坐在籠子裡。上次小思雅有走出籠子，但很快又回到籠內。有人給我看了我和媽媽都在籠子的畫面。現在裡面有三個人，現在的我、小思雅、我媽媽，全部坐在裡面。這畫面好像想告訴我，我們都困在裡面……我頭有點痛。」思雅兩手揉著太陽穴。

「好，我們跟著這個畫面持續進行眼動。」我長吐了一口氣，心想這真是一場硬仗。

持續眼動有時也是一場賭注，不知道等一下會出現什麼。

「又是那個戴著口罩的人，我看不到他的表情，但他要我知道那畫面，像是提醒我什麼一樣。」眼動完，思雅這麼說。

「OK，妳看不到對方表情，沒關係。感覺一下，對方要妳看這畫面，妳的感覺是正向、負向還是中性？」

「中間偏正向一點，我不是很確定他要幹嘛。」

「好好，那我們跟著這感覺。」看來這次口罩的出現是好的，希望有幫助。我真的無法確定口罩的意圖，但目前無法深思，只能將他的出現放心裡，持續眼動。

「我知道他想說什麼了，他想說的是如果我耿耿於懷媽媽把我關進籠子的事情，其實就是我們都關在裡面。我、小時候的我、媽媽，全都在裡面……」

「很好，所以戴口罩的人想提醒妳，如果一直執著於被關進籠子，妳們就會一直卡在裡面。還記得我們之前說的嗎？不論發生什麼事，先感謝口罩的提醒，謝謝他讓我們看見我們都困在裡面。我們跟著這個感覺眼動。」

「謝謝他之後，他有點開心。我看不到他的表情啦，只是可以感覺他開心。」思雅的臉恢復了一點血色。

「很好喔，那我們再一次。」我心裡鬆了一大口氣，part感到開心或放鬆，就是整合的進展。

「我在籠子裡問媽媽為什麼也要進來，她說她想來看看我在裡面過得好不好，」不料思雅又激動起來，「我覺得很荒謬，誰在裡面過得好啊！她說也想看看自己關在裡面的感覺，我很生氣，明明就是自己把我關進去的還說什麼想看看在裡面的感覺。所以現在是要說她也是受害者嗎？我不能接受！」

「我聽見妳的生氣了，我們跟這種感覺，再一次。」在眼動過程中，情緒往往會一波接一波，一下好一下壞。我回答我聽見了，是讓思雅知道自己的話被聽見，同時釋放怒氣。這時如果去安撫或是抵抗她的憤怒，不會有好效果。我只能等待。

「我知道媽媽一直很辛苦，我和哥哥小時候都是她照顧，現在的她也不會這樣對我們了。現在的她很正常，可是我的胸口好痛，為什麼她以前要那樣對我？」思雅再次習慣性地用右手抓住左胸口，彷彿這樣可以讓疼痛減緩。

我沒有說話，只請她跟這著種感覺持續眼動。

「人家好害怕……妳為什麼要進來！！」思雅突然放聲哭了起來。

糟了！！這哭泣的聲音是小思雅！雖然只有一點差別，但應該錯不了，小思雅出來了。這是依附性的哭泣，簡單來說，人遇到危險時本能地會出現「戰或逃」的反應，以面對或逃離危險。如果小孩子無法逃離，就會用哭泣來尋求外界幫助，這就是依附哭泣。小思雅正在尋求幫助，我需要讓思雅知道我在她身邊，不然小思雅可能會完全跑出來，情況會不可收拾。

「思雅聽得見我嗎？」

哭個不停的她只是點點頭，這細微點頭對我來說十分足夠了。這代表她沒有完全解離、小思雅沒有完全出現，還有一部分的思雅與此時此刻連結。

「我在這裡，我有聽見妳的哭泣。我想讓妳知道，我聽見妳的害怕了，妳現在在這裡是安全的。」泣不成聲的思雅眼睛沒辦法好好跟著我的手指頭，我連忙把EMDR雙側刺激的機器拿出來，放在她手裡，用感應器對左右手的震動取代眼動，持續給予雙側刺激。利用手指頭來眼動就是有這個缺點，當對方哭泣時眼動就會被強迫中止，偏偏手指眼動又是最好觀察案主表情、情緒變化的方式，有一好沒兩好。

「嗚……嗚……」思雅仍然低頭啜泣。

「沒關係，如果聽得見我就點點頭。」看見思雅點頭後，我打開機器。我一邊讓機器震動，一邊說：「放心，思雅現在是安全的，妳已經二十九歲了。我在這裡，有聽見妳的害怕。」這句話是同時說給思雅與小思雅兩人聽的，現在她們兩位應該一起在經歷不愉快的過去，創傷治療常會有這一歷程。我嘴上雖然溫柔地告訴她們這裡很安全、不要緊張，兩隻眼睛卻緊盯著眼前的情況。除了思雅的哭聲，我唯一聽得到的就是自己的心跳聲。我右手拇指緊緊靠著機器暫停鍵，隨時準備停止。機器持續運轉會交互刺激思雅的大腦與感受，就像眼動一樣。思雅的痛苦情緒會起起伏伏，像是越過高山回到平地，又往高山爬升。現在是往高山的階段，如果撐過去了，會慢慢回到平原，但若太激烈撐不過去的話，可能直接解離掉。雖是療癒的必經歷程，但一不小心就可能造成另外一個part出來阻止，為數不少的心理師都卡死在這階段。我兩個手肘拄著膝蓋，傾身向前好維持專注，感覺腎上腺素激增。

現在的我全神緊盯著思雅，深怕漏掉什麼不該漏的訊息。

在這兩、三分鐘的過程中，思雅偶爾回應我，點點頭讓我知道她還待在這裡之外，就是低頭哭泣。無意間，我自己的呼吸也和思雅同頻率了。當我看見她顫抖的肩膀隨著哭泣聲減少而慢慢平緩後，我關掉機器，心中也鬆了一大口氣。「好，放輕鬆，深呼吸一下。思雅妳現在感覺怎麼樣？」我這次刻意叫她的名字，把她的注意力更加拉回當下。

「嗯……還可以，剛剛我們在籠子內。小思雅一直哭，我抱著她，告訴她我們已經長大了。我們現在很安全，叫她不要擔心。有好一陣子她好像聽不到我說話一樣，手腳一直掙扎，想要掙脫我。然後我就感覺到我快要不見了，漸漸感覺不到聲音與意識，後來我發現我的脖子在點頭，重新感覺到脖子後面緊緊、瘦瘦的。然後才聽見你叫我。我是先感覺到脖子在點頭然後才聽見你的聲音。」

「所以妳不是聽見我叫妳才點頭？」

「應該不是……我也不太確定。總之我感覺脖子瘦瘦的，然後又聽到你的聲音，意識才恢復，還抱著小思雅。」

「然後呢？」我不太確定剛那段時間思雅發生什麼事，但還是選擇先放一邊。

「等我意識比較回來後，發現自己還是抱著她，這時我也發現籠子裡面只剩我們兩人了。媽媽不在了，為什麼會這樣？」思雅抬起頭問我。

「我不知道。」我搖搖頭，我是真的不知道。

「接著小思雅好像也看見媽媽不在了，她有點難過。我不懂……我們沒有交談，但她給我的感覺是她很怕媽媽，但媽媽不在了她又很難過。」

「一種媽媽在很害怕，媽媽不在了又很難過的感覺。」

「對……她給我的感覺就是這樣。我們最後卡在這裡。」

「好，所以我們可以從這裡繼續嗎？」看來從一波高峰下來了，還不確定接下來會跑到哪裡。

「好奇怪喔，」再次雙側刺激過後，思雅這樣對我說。「後來我和小思雅坐在籠子裡。我們兩個什麼也沒做，只是並肩坐著好一陣子。」

「嗯，然後呢？」

「我們覺得有點無聊了，想說好像可以出去。然後就看見媽媽在外面。」

「籠子外面？」我心想怎麼又出現了。

「對啊。媽媽就站在籠子外面。」

「然後呢？妳看到這一幕時，感覺是好的還是不好的？」面對媽媽突然又出現，我得知道發生什麼事才行。

「我不確定耶，應該說至少沒有很不舒服，應該算是普通吧。她就站在外面，小思雅沒有說話但我可以感覺到，她在想為什麼媽媽可以站在外面？她也想要可以進進出出，我還沒回答小思雅，你機器就停下來了。」

「喔喔，抱歉，那我們繼續跟著最後的畫面。」我趕緊把機器再打開，眼動滿常出現的狀況就是，在不該停下來的時間停下來。

「我看到小思雅輕輕跑到外面，看見媽媽後立刻又跑進來，好像外面很可怕。她裡裡外外來來回回重覆跑了幾次，好像捉迷藏一樣，一下子跑出去一下子跑進來。然後她問我：『妳要出來嗎？』我回答：『妳不怕媽媽了嗎？』她說：『媽媽不在了。』我抬頭一看果然媽媽不在了。」

「所以媽媽又不見了？」

「沒錯，小思雅在外面叫我，我就起身走出了籠子。結果換成戴口罩的人站在外面等我。」

「戴口罩的人又出現了？」我心裡暗罵：Damn！怎麼又來了。

思雅接著說：「他手裡拿著一本書，彷彿在說現在可以讓我知道了，我不曉得他為什麼要這麼說。」

「知道什麼？」

「應該是小時候的回憶，我不是很確定。他想告訴我，如果小思雅敢跨出籠子，差不多就是時候了。」

「好，那我們從這裡繼續眼動下去。」我其實心裡有點猶豫，不確定這次機器打開後治療會跑到哪裡，現在似乎岔出了另一條路。我擔心這回合下去會跑得有點遠，也不知又會有誰跑出來。我一直相信思雅的大腦會帶我們前往正確方向，但這是我今天最沒把握的一回合。

「我是不是有說過我在學校尿褲子，我媽讓我穿濕的褲子回家的事？」思雅微微抬起頭若有所思的說。

「幼稚園的時候嗎？」

「對，就是那一次。我後來看見那個戴著口罩的人，他說他叫口罩……反正口罩告訴我，那天其實媽媽是直接從哥哥的國小趕來。他說幼稚園老師在電話裡沒有跟她說得很清楚，她不曉得我發生什麼事，只知道要趕快來幼稚園，到了才發現其實是我尿褲子。一時間她不知道該怎麼辦，有一度考慮過要去買新褲子。但……總之結局如你所看到的，她就是讓我穿著濕褲子一路回去。我不知道口罩告訴我這個要幹嘛？我也不想知道……」思雅哽咽起來，眼角再次泛出淚光。

「妳覺得他的用意是什麼？」我很白目地再問一次，因為我知道她不是真的不想知道。

「哼，我哪知道？該不會是要我原諒媽媽吧？」雙頰布滿眼淚的思雅冷笑出聲，透露出內心的些許複雜。

「妳怎麼了？」

「為什麼要我原諒她，憑什麼？」

「我們沒有要強迫自己原諒媽媽，就只是多知道這件事。或許我們以前忘了媽媽是趕過來的，現在口罩讓妳想起來而已，妳知道了即可。沒有要強迫自己原諒。」

思雅默默點點頭，流著淚，沒有說話。

「我們謝謝口罩，感覺他現在信任我們，知道妳可以承受過去記憶的其他片段。我們先感謝口罩，讓他知道我們有看見他的協助。」說完我放下眼動機器的遙控器，想要改回手指頭移動的眼動方式。我舉起手示意思雅，幾下眼動後，突然她開口了。

「夠囉，艾迪～～」思雅優雅地舉起了手，用那高了一度的音要我停止。

「美恩嗎？」我頭皮瞬間發麻。又來了！還是強度太高嗎？雖然任何時間出現part我都不訝異啦，但記憶快要處理完了part才出現，真是罕見。美恩到底想幹嘛！！

「好聰明喔，就是人家唷～」美恩再次露出第一次見面時的笑容。

「美恩，是什麼讓妳出來了？」我餘光瞄到諮商時間剩二十分鐘，心裡開始盤算我接下來要怎麼辦。時間壓力加上眼前複雜的狀況，胃開始痛起來。心想：Fuck……

「人家覺得有點多了唷，懂嗎？」美恩露出無邪的笑容，兩眼盯著我。剛剛眼角的淚痕加上現在的笑容，或許此刻思雅的內心與外在就是這麼複雜吧。

「妳覺得有點多了……」我緩緩重覆，一邊思索接下來要說什麼。

「對！你沒有感覺嗎？」美恩高一度的音調回到正常，笑容消失了。

「嗯……我想或許介於在思雅能承受的臨界值附近，謝謝妳出來告訴我，我看見妳很擔心思雅，諮商過程中一直在旁邊聽、在旁邊看、一直守護著思雅。謝謝妳出來提醒我，讓我知道需要在這裡停下來。」不辯解、同時看見美恩的付出，是我唯一能做的。要記住：和part吵架絕對沒好下場。

「嘖……你很煩耶，你知道嗎？」

「我怎麼了嗎？」毫無防備地被罵了。美恩這句回應無關乎任何諮商技術，我是真的不知道我怎麼了。

「我是出來罵你的，你直接謝謝我出來，也不反抗一下。你是要我怎麼罵你？」美恩翻了一下白眼。

「妳是很關心思雅才特地出來提醒我的，我是真的很謝謝妳。」

「算了，算了，氣不起來了，這架吵不下去了啦……」美恩從出來到剛剛一直向前傾的身子，慢慢靠回沙發。

我默默微笑，一方面覺得這反應很可愛，一方面也不知道自己應該接什麼話。

「艾迪我告訴你，你不要亂來……嘖，不是亂來……你不要太……唉，我不會說，總之我覺得多了。口罩太亂來了。」

「妳也認識口罩？」

「知道，但不算認識。他都不說話、陰陽怪氣的，我知道他沒有惡意，但我不喜歡他。」

「妳覺得他這次為什麼要出來，讓思雅知道這些記憶？」我好奇美恩怎麼看口罩。

「他覺得時候到了。思雅過去的記憶被蓋了一些事實，如同你聽到的，媽媽趕回來煮麵，小時候的思雅因為想吃泡麵而不是水煮麵，所以把麵打翻；還有因為媽媽急急忙忙趕來，才沒帶褲子給思雅替換。媽媽雖然沒有做好，但是媽媽有些苦衷被思雅忘了。因為忘記了這些細節，才可以恨媽媽吧。你懂我在講什麼嗎？」

「嗯，因為被關進籠子與穿濕褲子回家對幼稚園的孩子來說太恐懼與羞辱了，這些恐懼與羞辱的創傷記憶使思雅卡在裡面、動彈不得。因為恐懼與羞辱太鮮明，導致看不見記憶的其他細節，一直聚焦在最痛苦的地方。想不起來這些細節，所以一直恨下去。如果想起來媽媽煮麵的辛苦與趕到幼稚園的著急，就沒有理由恨了。這的確很弔詭，恨了幾十年突然間沒有理由了，那這些日子以來的痛苦又算什麼。所以內心深處的恨不容易放手，繼續恨媽媽才可以平復這些被羞辱的痛。」

「聰明但無趣的男人。」美恩揚揚眉，讚許又調侃地回答。

「你們大概也知道思雅內心深處對媽媽的恨，而這種恨又帶有一點愛，畢竟思雅長大後與媽媽相處得還不錯。所以小時候的恨與愛交織讓思雅很痛苦，而當初不知什麼原因媽媽對思雅種種付出的記憶被口罩收起來，現在的口罩覺得需要讓思雅自己去檢視媽媽的好與壞，讓思雅自己決定該怎麼做。」我無視美恩的調侃，繼續補充。

「你果然不是吃素的，不枉費我和夫人對你做了些功課。」美恩露出彷彿人資主管在面試新人的表情對我說。

「呃……」

「你又不是有名的傢伙，怎麼可能隨便就在網路上找到你。我們暗示思雅在網路上搜尋，找了很多心理師……雖然有做功課但我不知道思雅為什麼選到你啦。名不見經傳，粉專也沒什麼人追蹤，K只要隨便開個粉專應該一個星期粉絲就比你多。好啦，這不是重點。重點是我不知道思雅若回想起這些被隱藏的記憶後會如何？」

「所以妳很擔心，出來阻止我繼續往下走。」雖然早已見識過美恩激怒人的功力，但我還是要定住心，避免被不必要的旁枝末節干擾。

「沒錯～」

「妳猜，如果思雅知道妳這麼關心她，她會說什麼？」

「嘖，你怎麼還不死心。我不是告訴過你，我不玩這套的嗎？」美恩如同第一次見面一般拒絕我的提問。

「猜猜嘛！我想妳一定很想知道。」果然要美恩共同感受思雅的心情沒那麼容易，但今天我打算堅持一下。

「你很煩耶~」美恩嘴巴上雖然叨唸著，還是閉起眼睛感受，幾十秒後睜開眼睛不情不願地表示：「她聽到我跟你剛剛說的話，也理解口罩在幹嘛了，就這樣。」

「嗯嗯，還有嗎？」發現美恩願意與思雅共同感受情感，也可以正向互動，我繼續追問。

「嘖……她說她謝謝我出來跟你說這些，她感覺到自己是被關心跟保護的。怪肉麻，應該要叫夫人出來聽的。我不適合聽這些。」

「聽起來思雅很謝謝妳。」

「我知道啦……算了我要回去了。出來找你吵架還吵不起來，氣死了。」說完後，思雅身體更往後靠，慢慢閉起眼睛。

看見思雅睜開眼睛後，我輕輕問：「請問現在跟我說話的是思雅嗎？」

「嗯……是我。」思雅緩緩眨眼，似乎在適應房間內的光線。

「歡迎回來。」看了一下時鐘，發現只剩五分鐘後我也鬆了口氣，可以感覺到自己肩膀的肌肉漸漸在放鬆。

思雅沒回話，只是稍微挪一下位置，調整一下坐姿。

「妳現在覺得怎麼樣？」

「現在嗎？嗯……眼睛有點模糊……然後有點怪怪的！」

「怪怪的？可以多說點嗎？」

「就是……怎麼說呢……其實我以前就知道媽媽照顧我們很辛苦。煮麵啊或是我尿溼褲子這些事，其實我都知道。好像也記得我不喜歡吃陽春麵打翻碗，還有媽媽是從哥哥學校趕過來找我。我知道，但我忘記了。我不確定是不是刻意的，總之我忘了，我之前告訴你的那些回憶中，忘了這些細節。口罩給我看這些記憶時，我一開始很訝異，卻又有一種自己明明記得的感覺。不是如夢初醒恍然大悟，而是一股『啊！原來我忘了』的感覺。剛剛眼動到這邊時，我記得我反應很大……」

「對，妳那時候反應不小，情緒有點激動。」看見思雅現在的反應跟那時差很多，我忍不住補上話。

「對……我總覺得怪怪的。有幾秒鐘我出現『這些我以前都知道』的感覺，所以我很快冷靜下來。準確來說美恩出來沒多久後，我就冷靜下來了。但那時好累，只想休息，所以也沒有想要出來。發現時間只過了一下下，美恩就又走了，我就回來了。雖然只有一下下，但腦海閃過很多記憶。類似煮麵或尿褲子那種，我看見我媽有很過份的時候，但也有些真的很為難。小孩子本來就不好帶，她一個人顧我跟哥哥，也有失控的一面。」

「嗯嗯，所以呢？」

「生氣……看見……還有理解吧。有點複雜，一時間我不知道要怎麼說。」

「妳可以接受自己對媽媽生氣嗎？」我又問了一次這常問的問題。

「可以嗎？」思雅有點猶豫。

「可以吧。」我點點頭。

「可以生氣，又覺得她很辛苦嗎？」思雅又問。

「可以吧。」

「我可以氣她，又愛她嗎？」

「可以吧。」

「可以還是很氣她把我關到籠子裡嗎？可以回去跟她說嗎？跟她說我還是很生氣嗎？」

「可以吧，只是我不確定，說完之後她的回應是不是妳希望的。」

「我想也是……」思雅沉吟了一會兒，「本來想問你的看法，但早猜到你會這樣回答。不太確定說出來會不會比較好，到底媽媽會跟我道歉，還是繼續責備我。」

「是啊，要父母親由衷道歉是很困難的。妳要想清楚，妳跟媽媽說這些，目的是什麼？說了會達到目的嗎？還是讓妳更不開心？知道自己要什麼，再去選擇怎麼做。」

「我懂，我需要再回去整理一下。」

❀ ✿ ❀

送思雅離開時，她已經是診所下午時段最後一位個案。她走出大門的同時，小琪也熟練地將鐵門拉了下來。

「我不難過～毛毛蟲與蒲公英～這不算什麼～」我下意識哼著歌，把手機拿出來點餐。

「艾迪你不要每次都亂改歌詞，一般人根本聽不出你在唱什麼。」小琪翻了個大白眼。

「對啊，我故意的。我還要求自己歌詞要唱對，但每句的Key都不能跟原曲一樣，這樣才紓壓。」

「紓你個鬼啦，聽不出你在唱什麼我就猜不出歌名，這感覺很煩耶。你待會回諮商室再唱，我現在不想聽。」

「那妳要一起點餐嗎？我要吃酸菜德國豬腳，湊到兩百四十九元可以再打八五折。」

我把手機送到小琪面前，希望她跟我一起點餐。

「不要，我今天有帶便當。兩百四十九今天你一個人應該小case，輕輕鬆鬆可以達標。」

「妳怎麼知道今天的我可以輕鬆點到兩百四十九？」我看著購物車裡早已破三百的金額。

「通常你諮商完會唱歌的，一定有問題。這時候點的幾乎都是大餐，我在這裡工作幾年了？這種場景我看多了，你自己點吧。」小琪說著拿出手作便當。

「這也被你看出來？那我只好來個德式豬腳加手工香腸了，可惜等等還要上班不然就再來杯啤酒。」

「是說最近比較少看到你失心瘋點東西了，今天你就當成過年前的放鬆吧。」

「也是，吃完等等還有案子。我先進去了，B諮商室有人嗎？我要進去吃飯。」

「你賺到了，今天曾翔不會來，也沒有其他人要用。可以進去吃，但是記得吃完桌椅要歸位，不然明天曾翔又會說為什麼B諮商室被動過。我不想跟他解釋是你搞的。」

「好喔～那我先進去，餐點到了再叫我一下。我不難過～只是爲什麼～毛毛蟲～」

「艾迪你不要再唱了！！！」

跟小琪說幾句垃圾話後，感覺比較有真實感，整個人有回到現實一些。以體感時間來說，剛才的諮商一瞬間就結束了，完全不像一個小時。應該又是進到流動的Zone裡，通常進去之後很難迅速回到現實。哼歌是我習慣把自己拉回現實的方式，背背歌詞刺激一下聽覺，製造一點和現實的連結，不然一直待在那狀態中，會像失了魂魄。其實我對Zone的狀態沒什麼科學解釋，大約就像高度集中精神做一件事時會忘掉時間，結束之後又累得無法與外界連結。心理師似乎都會有這種經驗。

今天說起來，算是有不錯的進展吧。至於口罩……我還是不太有辦法與他工作。但，確實也不一定要跟哪個part工作才行。有的part就是不想出來，我們能做的就是給予耐心與不勉強。我有預感，口罩未必會正面出來與我對話……再說吧！走一步算一步了。

「叩叩！」門外傳來小琪的敲門聲。「艾迪，你的餐來囉！」

「好，我出去拿。」我跳起來往外走，隨著餐點的到來，心想思雅的事今天就此打住吧。還有別的案子在等著我呢。

第11章 他們依然守護著我

過完農曆年，時序進入春天。今天又來到與思雅見面的日子。想想從第一次諮商到現在，已經一年多了。以ＤＩＤ的案主來說，可以穩定諮商超過一年非常罕見，這類案主因為part的干擾，很難有穩定的工作與人際關係，工作與人際關係不穩的話，就更難有穩定的諮商了。

上兩週我們談到人可以接受自己「氣媽媽又愛媽媽」這件事。我明白這說起來簡單，但真的可以坦然做到的人少之又少。我不知道思雅這次回去有沒有和媽媽談以前的事，也不知她有沒有告訴男友自己有ＤＩＤ。這兩件事對她來說意義重大，若能得到正面回應，會是極大的鼓舞，但都非常難以啟齒，也無法確認說出來後對自己是否比較好。心理諮商惱人的地方就是這種不確定性，諮商只能讓我們知道大方向會越來越好，但過程中的各種選擇，並沒有絕對適合每個人的答案。有些人告訴媽媽童年事件對自己的影響，可以修復關係、皆大歡喜，很多人卻不行。除了要評估案主的家庭關係，還要看他們的父母是如何長大的，甚至爺爺奶奶又是如何長大的，有太多太多因素會影響結局。對心理師來說，很多問題沒有答案，只能跟著案主慢慢摸索。

早上十點起床，發現太太早就出門上班了。對抗著全身痠痛好不容易起床的我，第一件事就是去煮咖啡。離開被窩後，明顯感覺到現在比冬天溫暖不少，早春溫度對我來說是最適中的。簡單的長袖再套個薄外套就剛好，諮商室內外溫差也不會很大，不至於一進到室內就悶熱流汗或脫下外套就發冷。一年裡只有三、四月和十一、十二月天氣讓我覺得舒服，太熱或太冷的日子，都容易讓我在上班途中覺得厭世。理論上這麼宜人的天氣，出門前心情應該不錯才對，但現在我被劇裂頭痛與肌肉痠痛所苦，情緒煩躁，希望咖啡因可以緩解。昨天的重訓導致大小腿肌肉嚴重痠痛，這可以理解，但搞不太清楚頭痛的原因。我仔細思索一下昨天的行程，唯一的可能是睡前喝了罐啤酒，但一罐啤酒就會令人隔天頭痛欲裂嗎？若非邁入中年的我酒精代謝能力已下降，那就是我其實很抗拒今天的諮商。

打開手機，看到社群網站的動態回顧通知，前年這時候我正在規劃出國賞櫻的，對照今年，兩年間的落差未免也太大。也許對上班的抗拒讓我身體更加不適。看了一下行事曆，很好，下午只有思雅一個案子，這對全身疼痛的我而言算是唯一的安慰。

下午來到診所，過年前貼上的新年字卡都已拆掉，年味褪去，但晴朗的天氣帶來春天的氣息。「叮咚——」，隨著自動門打開的聲音，我也振作起來：「小琪好，我來了。」

「哈囉，過年怎麼樣，你氣色看起來不錯喔。」

「真的嗎？那就好。我先進去諮商室，待會我自己出來接張小姐。」再怎麼疲累，診所自動門開啟的一剎那，就得把自己的狀況調整好。

進到諮商室後，機械性地打開燈與空調。進到熟悉的地方，我的思緒穩定下來，冷靜思考待會要怎麼進行諮商。上次最後提到的是對媽媽的愛與恨，但不曉得她回去後怎麼樣了。拿起pad，先寫下等等可能會討論的方向。時間來到三點五十八分，外面傳來自動門開啟的聲音。

「哈囉，這兩週妳過得好嗎？」

「嗯……還可以，進食正常，還有上次跟你講的，工作上現在不會特意低調怕被看見了，當然也沒有很高調啦。就是做自己可以做的，能做好的就盡量做，不會害怕被看見。」

「這很棒啊，這種狀態沒有隨著時間而消失。妳之前擔心自己是否會倒退回以前的安全牌狀態，但從上上次到現在一個多月了，看起來這改變是有維持住的。」

「對啊，之前還會有點不自然、不知所措，現在雖然還是有一點不真實，但比較習慣不怕被看見的感覺了。」

「很好。還有什麼不同嗎？」

「嗯……我最後還是沒跟我媽說小時候痛苦的事情。」思雅有點不好意思地說。

「沒關係，有沒有說都是妳自己的決定，沒有好與壞。只是好奇妳的考量是什麼？」

「其實也沒有什麼考量啦，只是我真的不知道她會有什麼反應。倒不是我怕說了之後她會對我很兇，她現在已經不會這樣了。而是有種……說了又怎樣？如果她道歉，我就會全然釋懷、放下一切嗎？如果她沒道歉，只回我說都過去了，不希望我再提了，那我自己又有何感受？突然間，我想不到更好的可能性。最後想說，現在先算了，以後如果想要講，到時候再說。」

「這樣也很好。感覺妳做的決定都有經過仔細思考。還有發生什麼事嗎？」到目前為止都是好事，但我想要更深入一點確認思雅的狀態。

「還有……DID的事我也沒跟男友說，哈哈，這樣我會不會其實什麼都沒變啊？既沒讓媽媽知道她對我的傷害，也沒跟男友說自己有ＤＩＤ。」思雅露出有點尷尬的表情。

「不會啊，我相信妳說與不說都有自己的考量，這些決定都是動態的歷程，也許哪天想說了就說，只是現在評估不說而已。說或不說跟治療狀況進步與否沒有太大關係。」

「你好像什麼決定都可以接受。」

「對耶，好像妳的決定我都可以接受。」

「你諮商都是這樣的嗎？不論我說什麼你都接受？你都不會覺得我哪裡做得好或不好嗎？」

「也不是這麼說，真的太離譜我還是會講啦。像是如果明天妳要跟公司說妳有ＤＩＤ，我一定會請妳再三考量。但我相信妳。」

「相信？」

「我相信妳的決定。這一年來的諮商，有些事妳會問我的意見，但我發現妳都有自己的考量，妳考慮得很周全。我們的治療不只是眼動，妳的回答跟抉擇我也都看在眼裡。所以我相信妳的決定。」

「以前Ｋ跟美恩還討論過，眼動時你除了手在移動外，其他時候是不是在放空。原來你有在觀察我的反應。」

「哈哈哈，心理師沒有那麼好當吧。此外，我好奇工作狀況，還會不專心嗎？」我心想這兩個part是不是覺得我真的很閒。

「這個你不說我倒忘了。最近很少了，不過如果工作時數太長，晚上八、九點還在工作，就容易不專心。」

「哈，如果我連續工作十個小時也會不專心。我指的是會不會再回過神來發現時間過了很久了，或是腦中冒出很多想法與聲音。我的意思是，part有沒有一直出現？」

「這兩個星期沒有突然失去意識，或回過神來時間過了很久的情形。工作或翻譯的時候腦內也沒有很亂的感覺，所以才能專心工作。但我總感覺……」

「感覺什麼？」我好奇問。

「他們好像……在旁邊盯著我？」

「什麼意思？」

「我也不知道怎麼形容，就是……他們很近地在看我。」

「在看妳？」

「嗯……好像很擔心我，在旁邊一直監督我。」

「妳怎麼看待這種感覺？」其實part不出現後，案主覺得被part盯著看的情況並不罕見。可以想像成他們決定讓案主自己作主生活，但是又不放心、想多關照著。比較重要的是思雅對這種情況的主觀感受。

「他們只是擔心而已吧？大概，我也不太確定。」

「那我知道了。我還想確認一下，妳可以感覺到哪些part很擔心地在看著妳呢？」確認思雅與part之間的狀態後，我大致有了輪廓。

「我想想喔……」思雅慢慢閉起眼睛感覺，「應該是美恩、夫人，還有口罩比較認真在看。口罩像是坐在後面的位置，注意一下而已，沒有那麼認真盯著。美恩和夫人在最前面，盯得很認真，其他人好像還好，沒感覺他們在看。」

「所以這三位擔心妳，很認真地在幫妳觀察這世界。」我用比較正向的語言來協助思雅看待「被看著」這件事，讓她銘記part都是在幫助我們的。

「這只是我的感覺啦，不是很確定。」

「OK，沒關係。還記得先前說過的嗎？他們很努力地在保護妳。感謝他們很認真在觀察，讓我們謝謝他們的付出。跟著這個想法，來進行一下眼動。」

「我跟他們謝謝後，我覺得美恩和夫人有比較開心，類似她們有被看見，對我說『妳就不要在意我們，我們只是看看而已。真的沒有危險我們就回去了』這種感覺。」眼動之後思雅說。

「似乎她們真的只是擔心妳而已，知道妳是安全的之後就會回去了。」我心想太棒了，這就是我想要讓思雅感受的。讓她知道part只是在關心她、確保她的安全。

「嗯……我是有這種感覺。」

「好，那口罩呢？我好奇他有想說的嗎？」

「他嗎？他沒有太多反應耶，一樣是坐在比較後面的椅子。沒有正向與負向，就中性地坐在那裡看。」

「那妳對他這個狀態，有什麼想法嗎？」

「沒有太多不舒服。他就靜靜坐在那裡。大概就這樣。」

「很好，那我們就再眼動一次，一樣去謝謝他們，同時感受自己的感覺。」

再次眼動後，思雅同樣表示：「差不多，他們一樣是開心的，知道有被瞭解了。」

「很好，那我們回到妳身上。諮商到現在一年多了，妳現在感覺怎麼樣？」

「我想想……我感覺我進步很多，不過還是可以明顯感覺心裡有受到過去的影響。不是說你沒諮商好，諮商之後我好很多了，但似乎有些東西不是這麼簡單可以修復。我媽還是對我有影響，上星期六跟她吃晚飯，她現在雖然和善很多，但我還是感受到和她吃飯時內心的躁動。整個晚上都很緊繃，回到家我整個睡死，隔天快中午才起床。當然透過諮商我明白這是因為過去她傷害我，所以各part都很緊張，這沒那麼容易解決。」思雅停了一會兒，「我剛說我沒跟她講她過去對我的傷害導致我精神狀況出問題，其實真正讓我決定不講的原因，是我發現光和媽媽吃飯都有這些反應，無法想像真的說出來後，我情緒會怎樣。」思雅講完後，鬆了一口氣。

「我理解，或許這些需要更多時間來處理。」

「我自己也有觀察，現在單純在工作或是與男友相處上，我越來越平靜，可以好好做事。只要不要想到媽媽，大體上都還滿穩定的。」

「這是好事，可以觀察一下在沒有想到媽媽時，自己內在那種穩定的感覺。多讓自己感受與待在那個穩定感之中，讓自己跟其他part都感覺一下，原來我們可以這麼穩定，這或許對他們而言也是陌生的。」這幾個月來思雅有明顯的進步，她已經可以察覺自己在什麼狀態、什麼會造成她的緊張。

「只是，」她表情轉為猶豫遲疑，似乎擔心接下來的話不妥當，「不確定還要諮商多久？我明白不能急，但還是會這樣想。」

「是啊，我們都知道妳越來越好，但我們都急不得。」

這次諮商並沒有進行太多EMDR的眼動處理，而是花了些時間討論思雅跟男友與工作上的適應問題，鼓勵她看見自己的進步。

最後她還是無法決定要不要和男友正式說明自己有DID一事。確實這件事茲事體大，需要再好好思考。如果男友接納思雅的DID，可以帶給思雅穩定的力量，不僅有助於後續諮商，也可以支持日後生活。但如果男友無法接受，跑走了呢？思雅真的可以接受嗎？目前風險未知，還是慢慢來吧。

❀ ✿ ❀

時間轉眼來到五月，志雄邀我去看看他下星期要開幕的諮商所，希望我給他一點意見。但我只是抱持參觀的心情，畢竟人家軟硬體都弄好了。我相信志雄會搞定一切，他外表看起來吊兒啷噹，骨子裡做事嚴謹、一絲不苟。

約下午兩點抵達捷運大安站，一走到室外就感受到天氣的炎熱。今年的春天真的只涼兩、三個月嗎？我盡量走騎樓，避開炎熱陽光，沿路看到咖啡廳時真想進去喝杯冰咖啡再上路。

手機導航從捷運站走到志雄的諮商所只要八分鐘，但在逼近三十度的高溫中，走起來像二十分鐘般難耐。終於來到諮商所棲身的大樓，這是棟住商混合大樓，一樓是連鎖鞋店，二到十四樓則由中醫、運動中心、醫美診所、商務英文補習班等不同產業組成，十足商務區的縮影。其實我不喜歡來這種商業大樓，如果警衛盡責地問東問西我會覺得很煩，但若警衛什麼都不問我又會在心裡碎念他很偷懶。反正怎樣我都不滿意，單純在為難自己。隨口跟警衛說要去八樓，我自顧自地按了向上的電梯。

「諮商所開在這，租金不便宜吧！」到了八樓，志雄開門後我劈頭就這麼問。

「是啊，今天不要問我錢的細節，我會焦慮，下班不談錢。你看這裡不錯吧，五間個人晤談室、一個等待區兼茶水室、一間團體室，平時可以上課或進行團體諮商。一應俱全吧？我真佩服我自己。」志雄邊打開全室燈光與等待區的空調，一邊為我介紹。

「感覺滿寬敞的，諮商起來比較不會有壓迫感。」我跟著他的介紹參觀了整個空間。

「唉，取捨啊，其實我可以多隔一間出來，但視覺上太擠了。我在裡面心情會不好。」

「我懂，你是重感覺的。我也在狹小空間諮商過，不知道為什麼，在那空間總是不滿意自己諮商效果。」

「對啊，心理作用吧，但空間舒適做起諮商爽度就是高。你看，還有膠囊咖啡機喔！

不再是被你嫌棄的即溶咖啡了。來杯吧！」

「沒有嫌棄啦，就……偶爾也是可以喝，喝不慣而已……哈。」尷尬，我嫌棄即溶咖啡有這麼明顯嗎？

「拿去。話說上次見面是一月，還沒過年。最近過得怎樣啊！」

「馬馬虎虎啦，還不就那樣。接案、研習，偶爾機構邀約去協助開個案研討會，心理師工作不就這樣？」

「……」志雄若有所思地看著我。

「一直盯著我幹嘛？」我疑惑他到底在看什麼？

「……艾迪啊～」

「幹嘛？」

「……你變胖了，哈哈哈哈哈哈！」

「媽的，再說一次看看！！沒有好不好，我每個星期都有量體重！」

「哈哈哈，開玩笑的，你這人就是這樣，開不得玩笑。」

「好喔，那我說你髮量稀疏了你可以接受嗎？」我不甘心地反擊。

「算了，我們兩個中年人就不要那麼幼稚地互相傷害了。其實我想說的是你外表沒什麼變化，但是眼神變了。」

「眼神？」

「難以言喻，就是一種感覺。這是一種……自信嗎……不全然，哎呀反正是種感覺。」

「所以你到底看到了什麼？」

「看到了堅定，應該說現在的你眼神透露出穩定感。雖然說你以前情緒也很穩定，但前陣子眼神還是透露出一些迷惑。今天這些迷惑不見了，取而代之的是穩定與可靠的感覺。如果要我猜，應該是那個思雅的治療無形中也讓你成長了。可能你自己沒察覺，但我相信你投入很多心力與她工作。思雅呢？你們最近治療得怎樣了？」

「她後來就沒來啦。」我悠悠喝了口咖啡，心想終究還是回到這話題了。這一年來每次找志雄都離不開思雅的話題。

「什麼！沒來！」

「嗯……應該是三月底左右吧，本來有一次預約，但諮商前幾天臨時打電話取消。取消原因是最近過得比較好了，然後我就再也沒見過她了。就這樣。」

「你自己怎麼看？」志雄招牌式地推了一下眼鏡。

「你想說什麼？」從志雄的語調我知道他有想說的話。

「我是說你怎麼看她這次的取消，現在是五月，取消到今天快兩個月了。你覺得她會回來嗎？」

「大概不會這麼快。」

「什麼意思？」

「除了面對媽媽還是有問題之外，生活上改善了不少。我覺得她雖然還在找適應方法，但如果沒有什麼大問題，有很高的可能性是她會這樣生活下去。當然我希望她不會需要再回來找我。如果媽媽或男友沒有給予意料外的刺激，她和part似乎也相處得不錯，應該不會這麼快回來才對。」

「感覺這樣不錯啊。不過以DID的程度來說，思雅算輕微的。」

「志雄啊，你還是這麼敢講。不少心理師聽到案主是DID就直接棄權轉介了，敢講是『輕微』的人可不多。傳出去不知道多少人會酸你太自大？」我調侃了志雄一下，畢竟「輕微」二字聽起來太囂張了。

「艾迪啊，你知道很多DID的人根本無法融入社會，無法工作只能待在家裡，甚至連家裡都容不下他們，只能漂流在社會的夾縫中，從來沒被發現、不知道自己是DID，也可能一輩子被冠上中邪、發瘋的帽子。思雅有工作、還可以兼職，整體的社會功能還算良好。加上她沒有從小遭遇性侵、肢體虐待這種強度很高的創傷，part對她跟你也算友善，沒出現攻擊或脫序的行徑。廣義來說你知道她是不嚴重的，只是你不想承認。」志雄感覺到我的調侃，模仿我的語氣但正經地說出自己的看法。

「我知道你想說什麼。很多比她嚴重的DID患者沒有接受治療，或者說因為治療不穩定，效果就很差，還有的是根本沒有資源可以接受治療。要純以DID這症狀來說，她確實算功能好的。」

「我要講的就是這個，可以跟你做一年多的諮商，算是經濟能力不錯了。很多人連工作都沒有，家裡也不支持，連接受治療的機會都沒有。」

「真要這麼說也是啦！可以持續治療一年也算不簡單了。」如果拿思雅來跟一般DID的人比，確實不簡單。

「所以我才說她算是輕微的。我和國外專門治療DID的心理師聊過，他自己的經驗是，很多人來談個幾次或幾個月就不見了，治療的預後很差。有沒有治療到穩定，我想大家自己心裡有個底，這對心理師的挫折很大。沒在諮商室裡捶牆、踹桌子，好好跟你談一年的，真的算合作了。」

「你要這樣說真不好反駁。DID的流案率確實很高。平心而論，如果她再不穩定一點、出席率再差一點，或是part的防衛再高一點，我也沒把握接得下來。以前幾個案子，因為種種因素也是幾次就沒來了，我想應該是我沒接好吧。」回想過去的接案經驗，我不禁感嘆起來。

「挫折很大吧！」

「超大。」

「所以我才說心理師這行業壽命短啊！很多大老都想退休了，或是改以訓練為主，很少第一線面對案主了。可能做太久身體與心理都受不了。但是艾迪啊，記得看見自己這次接住對方。別把這次經驗當成特例。」

「當然，我知道自己做了什麼，在哪部分有幫助到思雅，跟著她的腳步好好看見她的需求。不至於像你以前形容的那樣是台諮商機器，只看見案主帶來的問題。所以這次我允許了自己，也允許了思雅。」

「什麼意思？」

「就是你說的『慢慢看見』吧。以前的我要不就更積極介入、盡量不讓治療中斷；要不就直接放寬心，當作結案。但如果站在思雅的角度……或許她想慢慢觀察一下自己的改變，再看看後續。其實她最後幾次諮商已經透露出這樣的意思，這次我聽出來了。所以站在她的角度，或許現在暫停才是她真正想要的。以後會怎樣誰也不知道。」

「對！就是這種感覺！」志雄突然兩手一拍大喝道。

「啥！？你說什麼？」

「我說，你的不一樣就是這種感覺。人喔，很奇妙，只要覺得自己走在正確的路上，散發出來的感覺整個都不一樣。我剛一時沒說清楚，你現在給我的感覺就是知道自己在做什麼，不像一年前那麼困惑。不單純是自信，而是一種篤定感。這就是思雅這案子帶給你成長的地方吧，似乎已經走出過去一年的陰霾。」

「確實，我對自己的治療不再有那麼多疑惑了，如同你說的，看見案主的全部，而不僅僅是他所帶來的問題。這句話讓我看見更多，所以我接受了思雅的來與不來；接受她不跟媽媽與男友討論；接受她在諮商過程中做的決定；理解她有自己的考量，只要確保她在決定之前確實想清楚了即可。那句『案主是我們最好的老師』的老梗是真的。不過如果可以，我私心還是希望可以治療得更好。」我喝了一口咖啡，想緩和談論這沉重議題的心情。

「這就要看你對『好』的定義是什麼了，是各part都不會再出現？還是可以與傷害自己的人侃侃而談過去，都不會不舒服？抑或是再也不受童年經驗打擾，工作上都順心？」

「賊喔你～這三個都是不易達成的目標，很多人終其一生都在朝這些目標前進。」我知道志雄想說什麼。

「是啊，諮商很多時候都無法達成案主心中的目標，只能在理想與現實中尋找安適。或許跟媽媽還是沒法開誠布公，偶爾也會想起過去的痛苦，但可以不受影響好好活著，就很了不起了。所以你剛剛糾結的治療到『好』，這個『好』有時可遇不可求，盡力即可。」

「也是，很多事不是我們能控制的。難怪有人說我們人終其一生都在彌補童年的缺憾，與等待父母的道歉。」我不禁感傷了起來。

「所以你怎麼看這一年多與思雅的諮商啊，畢竟你也跟她相處這麼久了。」

「首先，我覺得她是幸運的。如同剛說的，她的part解離得不是非常嚴重，生活功能、還有與part的合作上也ＯＫ。雖然現在她沒有再出現，但整體的治療效果我還算滿意。我只能相信她有需要會再回來，祈禱她永遠不要有需要。一年多可以治療到這樣，算老天保佑了。然後還是像我剛說的，如果她的狀況再嚴重一點，我沒有把握接下來可以做到多好，至少我不會因為這次的順利就說自己多厲害，不過我也知道自己做得不錯。這應該是你想聽的吧？志雄老師～」我知道他硬是想要讓我看見自己的努力。

「呵，我就喜歡你會反省，但幹嘛說得像第一次治療ＤＩＤ的人似的，明明以前也有經驗。不過好處是你會反省，我們這一行反省很重要。千萬不要治療過一、兩位就覺得自己很厲害，就如同外科手術，幾百小時、幾百例的累積很重要，不要膨脹自己，但也不要覺得自己很弱。」

「等等……這麼正向勵志，哪裡怪怪的！該不會這是你下星期諮商所開幕要對你旗下心理師勉勵的話吧！好官腔喔～」我覺得我又識破志雄的詭計了。

「對啊，你怎麼知道，意境是這樣沒錯，旗下能接ＤＩＤ的還不多，我要小修一下我的講稿。這樣跟大家勸勉好有感，新手心理師一定會覺得我很棒！哈哈哈！」

「上次聽人心的節目也是，不要總是拿跟我的討論來當你演講的素材！」我真的快要拿他沒辦法了。

「欸，沒辦法，自己想這些話超尷尬。神不知鬼不覺對你說說看，觀察你買不買單，這很重要。講這種話也是要練習的，不斷不斷的練習才可以越說越順。」

「你這人總是嘻皮笑臉地說正經八百的話，連開玩笑也要跟不停努力扯上關係。可以跟你好好相處，我也是了不起的人物。」

「你是啊，不，再努力一點就是了。記得不要停下腳步……直到你退休那天。」

「這句話你對很多心理師說過吧！」

「對啊，你怎麼知道？」志雄訝異問道。

「哈哈哈哈，還是那句，你評價兩極是有原因的‥機車、嚴格，卻又無法反駁。」

傍晚時分，夕陽照在大樓外牆上，反射出澄黃的光芒。志雄還要整理一下他的諮商所，我獨自一人離開。五月天的傍晚，隨著下班時間到來，人們慢慢走出大樓。若從幾十公尺的高空鳥瞰此時街景，可能會看到一棟棟高樓的頂樓彷彿綠色、紅色、黑色的色塊，地面上的人們看起來就像一叢叢小黑點，這些黑點從各大樓湧現，緩緩移動到馬路，又移動到捷運站。金黃色調的畫面隨著時間慢慢變暗，街燈一盞盞亮起。一、兩個小時後，場景轉成夜間模式，看不見黑點了，只剩建築物和路燈發出的點點閃光。又過了幾個小時來到清晨，黑點們再度從建築物湧出，隨著陽光邁出步伐，移動到另一棟大樓……

❀ ✿ ❀

時間就這樣，日復一日飛逝而過，又來到微冷的十二月中。

這幾個月工作量雖然沒有減少，緊繃感卻舒緩不少，我重新找回自己熟悉的步調，工作與休閒也慢慢調整好比例。前陣子為了思雅的案子常找志雄討論，半夜搜尋國內外的paper，現在想起來，當時精神還真是緊繃。算算從第一次見到思雅到現在，大約兩年了，今年三月她最後一次諮商到現在，我都沒有再接到她的消息，也已習慣了沒有諮商她的日子。

在捷運上確認了八月就買好的機票，下星期要去輕井澤度假。已經兩年沒出國旅遊，我懷著想像渡假的愉悅心情輕快前往診所。

「叮咚——」自動門打開，我興致高昂地向小琪打招呼，「小琪好，我四點、七點各一個案子。我等等會點外送，約五點到，再麻煩幫我收一下囉。」

「艾迪，剛剛傳給你新的預約資料，」小琪的語調怎麼跟平常不太一樣？「看樣子你還沒看到，你先來電腦看一下。」我走進櫃台伸長脖子看她的螢幕。

「李建志，柯醫師介紹，DID。十二月十三日，下午兩點。轉介原因……多個人格已確認……失自我感……自殺意念……」

「明天下午？」我兩眼盯著螢幕，沒轉頭地問小琪。

「對，明天下午。因為沒在我們這看過診，所以沒有其他資料。」

「小琪，妳有帶便當嗎？」幾秒鐘後，我深吸一口氣，「……我待會要點地中海烤魚跟鷹嘴豆泥、藜麥沙拉、還有蛋塔跟大杯可樂。妳要一起點嗎？」手機裡的訂餐購物車金額顯示六百九十九元。

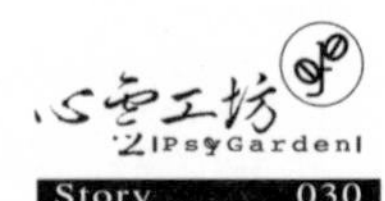

Story 030

解離女孩：思雅和她的密友們

GIRL(s), Dissociated: Yaya and her besties

作者—吳立健

出版者—心靈工坊文化事業股份有限公司

發行人—王浩威　總編輯—徐嘉俊

責任編輯—黃心宜　校對—陳馥帆　內文排版—李宜芝

通訊地址—106台北市信義路四段53巷8號2樓

郵政劃撥—19546215　戶名—心靈工坊文化事業股份有限公司

電話—02）2702-9186　傳真—02）2702-9286

Email—service@psygarden.com.tw　網址—www.psygarden.com.tw

製版・印刷—中茂分色製版印刷股份有限公司

總經銷—大和書報圖書股份有限公司

電話—02）8990-2588　傳真—02）2290-1658

通訊地址—242新北市新莊區五工五路2號（五股工業區）

初版一刷—2023年6月　ISBN—978-986-357-294-7　定價—390元

國家圖書館出版品預行編目資料

解離女孩：思雅和她的密友們/吳立健著. -- 初版. -- 臺北市：心靈工坊文化事業股份有限公司, 2023.06

面；　公分. -- (Story ; 30)

ISBN 978-986-357-294-7(平裝)

1.CST: 多重人格 2.CST: 創傷 3.CST: 心理諮商 4.CST: 通俗作品

415.996　　112008304

心靈工坊 PsyGarden 書香家族 讀友卡

感謝您購買心靈工坊的叢書，爲了加強對您的服務，請您詳塡本卡，
直接投入郵筒（免貼郵票）或傳眞，我們會珍視您的意見，
並提供您最新的活動訊息，共同以書會友，追求身心靈的創意與成長。

書系編號－ST030　　書名－解離女孩：思雅和她的密友們

姓名　　是否已加入書香家族？ □是 □現在加入

電話（公司）　（住家）　手機

E-mail　　生日　年　月　日

地址 □□□

服務機構／就讀學校　　職稱

您的性別—□1.女 □2.男 □3.其他

婚姻狀況—□1.未婚 □2.已婚 □3.離婚 □4.不婚 □5.同志 □6.喪偶 □7.分居

請問您如何得知這本書？

□1.書店 □2.報章雜誌 □3.廣播電視 □4.親友推介 □5.心靈工坊書訊
□6.廣告DM □7.心靈工坊網站 □8.其他網路媒體 □9.其他

您購買本書的方式？

□1.書店 □2.劃撥郵購 □3.團體訂購 □4.網路訂購 □5.其他

您對本書的意見？

封面設計	□ 1.須再改進	□ 2.尚可	□ 3.滿意	□ 4.非常滿意
版面編排	□ 1.須再改進	□ 2.尚可	□ 3.滿意	□ 4.非常滿意
內容	□ 1.須再改進	□ 2.尚可	□ 3.滿意	□ 4.非常滿意
文筆／翻譯	□ 1.須再改進	□ 2.尚可	□ 3.滿意	□ 4.非常滿意
價格	□ 1.須再改進	□ 2.尚可	□ 3.滿意	□ 4.非常滿意

您對我們有何建議？

□ 本人＿＿＿＿＿＿（請簽名）同意提供眞實姓名/E-mail/地址/電話/年齡/等資料，以作為
心靈工坊聯絡/寄貨/加入會員/行銷/會員折扣/等用途，詳細內容請參閱：
http://shop.psygarden.com.tw/member_register.asp。

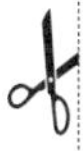

廣告回信
台北郵局登記證
台北廣字第1143號
免貼郵票

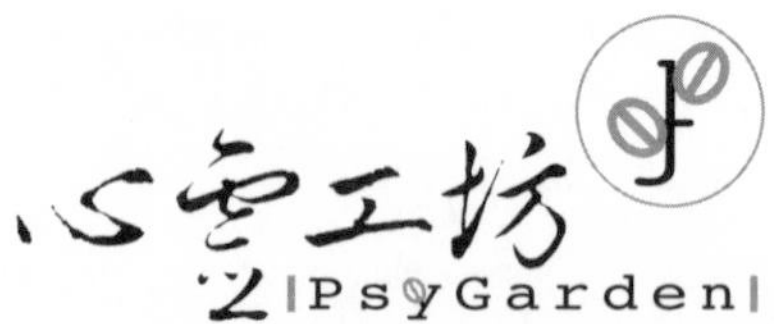

台北市106信義路四段53巷8號2樓

讀者服務組　收

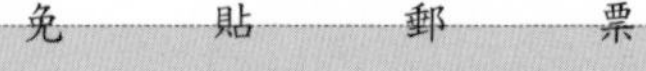

免　貼　郵　票

（對折線）

加入心靈工坊書香家族會員
共享知識的盛宴，成長的喜悅

請寄回這張回函卡（免貼郵票），
您就成爲心靈工坊的書香家族會員，您將可以——

⊙隨時收到新書出版和活動訊息

⊙獲得各項回饋和優惠方案

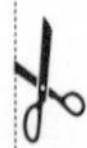